FIRST STEPS IN INTERVENTION WITH YOUR CHILD WITH AUTISM

孤独症儿童早期干预

[英] 菲尔·克里斯蒂（Phil Christie）

[英] 伊丽莎白·纽森（Elizabeth Newson）

[英] 温迪·普雷韦泽（Wendy Prevezer） 著

[英] 苏茜·钱德勒（Susie Chandler）

[英] 帕梅拉·韦努斯（Pamela Venus） 绘

宋 玲 译

从沟通开始
Frameworks for Communication

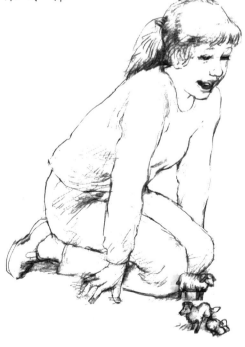
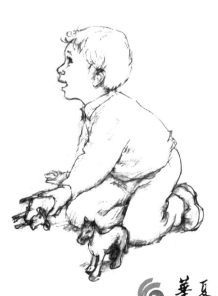

华夏出版社
HUAXIA PUBLISHING HOUSE

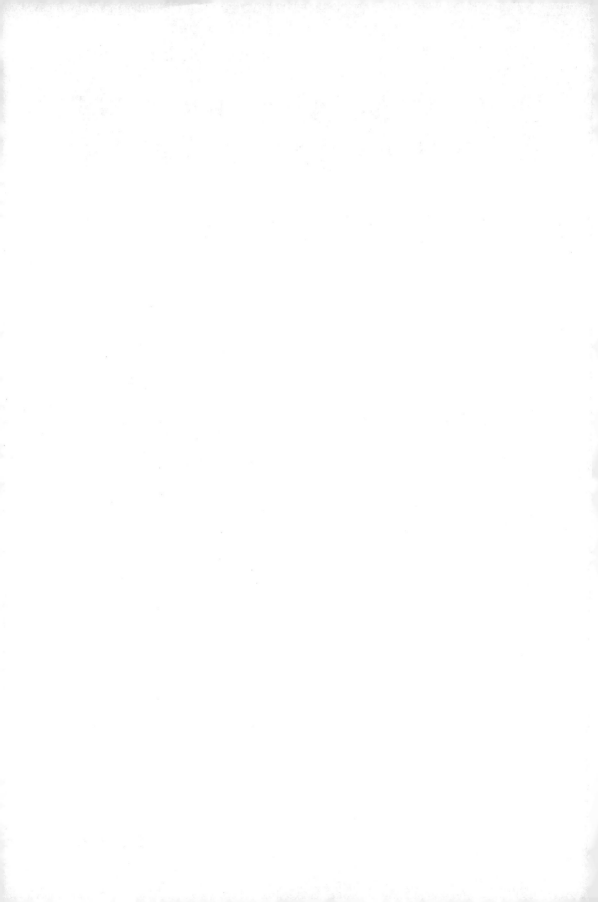

目　　录

卢　序

　　二月的上海，天气还是比较阴冷的，但当编辑老师告诉我《孤独症儿童早期干预》这本书已经被翻译完成，想请我写个序，说说我与这本书的故事时，我的心里暖洋洋的。作为一名专业工作者，我一边看到人才培养的不易与其过程的缓慢，另一边又常常在面对家长们迫切的心情时恨不得自己长出三头六臂。因此，为专业工作者及家长们提供浅显易懂又具有科学依据的书籍，显得尤为重要，我一直非常期待各方力量，能够源源不断地推动这一工作的开展，包括我自己。

　　近两年，孤独症领域中日益增长的需求自不必多言，而我发现《孤独症儿童早期干预》这本书也是缘自2023年的世界自闭症日的一次宣讲。应某高校邀请，我为当地的孤独症儿童家长做了一场关于"巧用家庭日程表发展儿童语言"的报告。我个人非常偏好借助图片呈现一些场景，但是因为自己的绘画能力很有限，所以我常常会收集一些能够反映主题的素材。也正是这个原因，让我机缘巧合地发现了《孤独症儿童早期干预》这本书。如果您现在正在看我写的这篇序，还没有整体浏览这本书，我会建议您先打开第三章，您会在导读部分看到一幅画。这幅画是不是非常让您有亲切感，一股生活气息扑面而来，会让您感觉，这是一本关于"我和我的孩子一起生活"的书。是的，正是这本书的插图首先吸引了我。

　　后来，我有时间细细品味这本书的文字时，我发现作者的话语既专业又浅显易懂。我相信这是一本让父母一看就能够明白如何去做的书。书中每个章节都呈现几个让家长感到疑惑或者在日常生活中未曾关注的问题，作者就这些问题给出了答案。比如，在第五章"指认教学"中，作者首先解释"为什么要教指认"，因为"指认"这个手势是我们日常交流中最高频使用的肢体语言之一，也是儿童需要学会的最重要的手势之一。

"要教指认的最重要的原因是我们希望孩子能认识到，沟通——向人们发出信号——对他来说真的很有用，也可能会给他带来快乐。我们希望他们能有目的地打手势，而大多数孤独症幼儿都没有意识到这一点。"

整本书都使用这种娓娓道来且干货满满的方式，向读者呈现了一个立体的、全方位的关于孤独症儿童早期干预的框架和实践方法。非常感谢华夏出版社特殊教育编辑出版中心的编辑们，是你们近十年的辛勤工作，让我们有了近百本特殊教育专业领域的相关书籍。感谢宋玲老师的精彩译文，也向一直为我国教育康复事业的繁荣发展而奋斗的同行们致敬，让我们继续努力！

卢海丹

2024年3月 于丽娃河畔

卢海丹，华东师范大学言语听觉科学博士，华东师范大学康复科学系讲师，美国德州大学奥斯汀分校访问学者，国际应用行为分析师(BCBA)。2021年获上海市浦江人才计划支持。上海市图像图形学会康复辅助与健康促进专委会副主任。上海康复医学会言语治疗专业委员会委员。中国康复医学会第六届康复治疗专业委员会科普工作组秘书。全国优生优育协会脑潜能专委会委员。上海市静安区融合教育特聘专家。主持国家社科项目及上海市哲学、社会科学项目各1项。担任多项横向课题负责人。参与多项国家社科重大项目及科技部支撑项目等。以第一作者或通讯作者在国内外相关期刊上发表论文多篇，获发明专利1项，软件著作版权3项。参与《聋儿亲子康复训练示范教案》《言语治疗学》编著。曾获上海市科技进步二等奖、上海市基础教育教学成果奖一等奖等奖项。

译　序

　　"怎样才能帮助孩子更好地沟通？"这可能是你在打开本书时意欲探询的最重要的问题，也是所有涉足孤独症领域的人要面对的永恒挑战。你可能是第一次接触这个话题，也可能已经了解过许多理论，并实践过一些方法，却依旧疑惑重重，无法释然，又凭什么相信这一套方法呢？

　　既然你还没有找到满意的答案，不妨先暂停阅读，花几分钟时间仔细思考几个问题，并记下自己产生了哪些联想：

- 沟通是怎么发生的？
- 完成沟通需要具备什么能力？
- 为了支持孩子的沟通，你曾经做过哪些努力？
- 这一次，你有什么期待呢？

　　你在看到这些问题之后，大脑中是不是自然而然地浮现出了一些具体的想法或画面？你可能会好奇我问这些问题是什么意思，可能会想起以往的沟通经历，可能会开始猜测这本书的作者会说什么，甚至可能会试着写出沟通过程的基本要素。当然，你也可能会一扫而过，只想快点进入正题。不论你承认与否，在问题的收发过程中，你我的头脑中都生出了数种对可能意义的理解，这一来一回的过程就是沟通。

　　对人们来说，沟通近乎是一种本能，在生活中随处可见，不足为奇，但如果对沟通的运行机制细加考察，你就会发现沟通是一个值得敬畏的任务，它的运转牵动了许多相互关联的能力。以阅读本书为例。

　　本书作者在孤独症早期社会性沟通领域潜心探究、实践了十余年，希望把他们在这方面积累的经验分享给更多的人，让更多的家庭受益，所以写下这本书，按下了沟通的启动键。而你对如何改善孩子的沟通状况颇感兴趣，想寻求更有效的帮助和建议，于是，素昧平生的你们因为一个共同话题"聊上了"。

作者作为信息的发送者，首先必须选择与他们想要传递的想法相匹配的词语，这些词必须准确，否则读者可能看不懂；然后必须根据思维逻辑和一系列语法规则把词语组合成短语或句子；最后必须遵循书面表达的规则进行表述，例如，表述必须规范严谨、言简意赅，还要使用合适的语气。

你作为信息的接收者，首先必须理解每个字的意思；然后必须把它们串联起来，放在孤独症早期沟通干预的语境中进行诠释；在这期间，你还必须自己想办法澄清遇到的问题，例如，作者是英国人，提到的个别术语（如"共享注意"）和列举的儿歌童谣（如《跳起来吧，布朗太太》），你比较陌生，为了明确作者说的到底是什么意思，你必须查阅其他资料，借助社会参照来佐证自己的解读，避免产生误解，影响后续的干预实践。

最后当你合上书本，还能提炼出一些相关的想法和感悟时，才说明这段沟通比较顺畅，影响了你的思维。

因为是以文字为媒介，而文本可以永久保存，你和作者便可以摆脱时空的束缚。作者有足够的时间沉淀、转化，并能斟字酌句，精简信息，减少歧义，你也有充裕的时间反复阅读、对比确认，甚至是请教他人，直到获得清晰全面的理解。

这里涉及的能力以**语言理解与表达、阅读、问题解决**为主。如果把文字沟通换作面对面沟通，情况会更加微妙，被触发的技能与能力也更多。

例如，面对面沟通主要以口语为媒介，其复杂性大致表现在：第一，参与沟通的人都具有双重身份，既是多种信息的发送者，同时又是接收者，必须**在倾听与表达之间灵活地转换角色任务**；第二，语音一经发出，转瞬即逝，信息的传递与接收都发生在一瞬间，沟通者如果不集中**注意力**，或者**记忆力**有限，会与许多信息失之交臂；第三，我们的每一个想法都包含着大量的信息，但人的注意力有限，而且我们说话的速度又不能太快，为了在合理的时间内交换信息，说者只能**把一部分信息转换成语言**，听者需要靠自行"**想象**"填补剩下的内容；第四，这种自动补齐的想象必定要以**非语言线索**和**语用规则**为依据，不能不着边际，才能**听懂言外之意**，避免常见的误解；第五，环境中充满了各种各样的信息，沟通者必须灵活**处理无关信息**的干扰。这意味着你在面对面交流时，除了要活用口语，还需要读懂和运用各种非言语信息，以及调动注意力、记忆力、想象力和做选择的能力等。

这些能力与其他未被提及的元素（如自我觉知、动机、情绪等），构成了一张"沟通网"，就像纵横交错的蜘蛛网，汇集用以捕捉、交换信息并生成意义。对于处于沟通发展早期阶段的孤独症孩子，我们要提高他们的沟通能力，就要先确保他们的"沟通网"框架完整、稳固，再促进其各项子技能的均衡发展和整合——即先让孩子知道沟通是怎么回事，获得必要的关键技能；再帮助他们通过单独练习与集体练习相结合的方式，掌握完整的沟通技能。

那么，支撑"沟通网"的关键技能有哪些呢？哪些子技能需要单独练习，逐步塑造？哪些子技能（或在哪些情况下）适合集体练习，需要在创设的情境（或真实场景）中演练、整合？具体怎么练？……面对这些问题，本书作者从发展心理学的角度对儿童的早期沟通发展规律进行了系统详尽的描述，并结合丰富的实践经验，为发展孤独症儿童的早期沟通技能提供了具体可操作的干预内容、方法和步骤。

阅读这本书时，最令我惊叹的是，作者坚信"当儿童的发展需要特定的帮助时，如果遵循自然的发展顺序，这种帮助通常会更有效"，并提出为孤独症孩子的沟通发展"创建一个尽可能接近'真实生活'的模式"，根据合理匹配的原则协调、平衡结构与灵活性之间的关系，这与近些年来幼儿教育领域兴起的"看见孩子""从儿童出发""回归生活本真"的理念和"真游戏"实践殊途同归，是对教育（干预）本质与孤独症儿童发展路径的有益探索和积极实践。

这本书的可贵之处在于作者不仅用浅显生动的语言揭示了通往早期沟通发展的路径，而且精准地抓住了其中的关键节点来创造支持性的环境，有方法、有系统、有逻辑地帮助孤独症幼儿。比如，在正常的发展过程中，"儿童早在能说出第一个词语之前，就非常擅长用肢体语言和声音进行沟通了"，这说明沟通交流先于口头语言存在。虽然我们大多数人主要依靠口语进行沟通，但口语并不是构成"沟通网"框架结构的必要条件，在它之下还存在更基础、起决定性作用的技能。了解了这一点，我们就会理解，沟通不是会不会说话（或对话）那么简单，以及为什么这本书看起来不只是在讲如何帮助孤独症孩子沟通。

再比如，婴儿是怎么成为一个沟通者的？书中提到，家长会把婴儿的无意识行为当成想要沟通的信号，"于是他开始尝试（与孩子）有意沟通"。我们会看到，一开始是成人调整自己，追着婴儿的目光发起沟通，婴儿只是安静的旁观者；渐渐地，婴儿熟悉了互动的结构和节奏，开始回应更多的微笑和动作配合成人；1岁左右，婴儿能主动用前语言姿势吸引成人的注意力，积极参与互动。也就是说，早期沟通发展必然会经历从单向交流向双向交流转换的缓慢过程，孩子沟通技能的成长也必然要经历"无意识无能力—有意识无能力—有意识有能力"逐步递进的三个阶段，孤独症儿童也不例外。

跟随作者的这些引导，从整体发展的视角看待孤独症儿童的沟通障碍，我们可以获得更广阔的视野，抓准大方向，从而跳出细枝末节的束缚，放下焦虑和纠结，也可以更客观、从容地认识和理解孤独症儿童的沟通行为，为他们提供支持。

诚如前面所言，沟通，尤其是早期沟通，远比我们想象得更宽泛和复杂。这本书的核心价值体现在它从实践出发，为我们确定孤独症幼儿需要发展哪些沟通技能，以及对于我们具体能做什么、怎么做进行了全面、详细的说明。

"互动游戏"这一章的重点是帮助孤独症幼儿构建"沟通网"的基本框架，支持他突破无意识无能力阶段，成为一个沟通新手。其中"追随与回应"部分介绍了如何与孤独症幼儿建立自然的共同注意，这是启动沟通的第一步，也是形成沟通者关系的钥匙。"搭建一个沟通框架"部分则介绍了如何利用互动游戏支持孤独症幼儿获得基础的沟通技能（包括社会参照、轮流、互动时机与节奏的把握、前语言姿势和声音等），生成对沟通的整体认识。

在儿童早期（尤其是1~2岁），指认是最强有力的一个前语言沟通工具，也是有意沟通的代表，"指认教学"这一章阐述了指认对孤独症幼儿沟通发展的价值，系统地介绍了引导孤独症幼儿学习指认的三个阶段，并解答了很多家长或教师在操作过程中可能遇到的问题和疑惑。

在"理解语言"这一章中，作者将我们带入儿童的视角，论述了孤独症儿童理解语言困难的原因及影响，提出了如何在自然情境下评估儿童的语言理解能力，并探讨了如何从五个方面入手提高儿童的接受性语言，为后续的言语沟通和综合性的概念学习奠定了基础。

像这样把科学的理念和实用的解决办法融为一体的指导和建议在书中不胜枚举，颇具参考价值，细节内容可以在书中探寻。相信每一位读者，无论是孤独症儿童的家长，还是相关领域的从业者、学生，都可以从中获得启发。

沟通无处不在。早期干预实质上也是一种沟通，是需要参与双方一起完成的活动。无论你个人的技巧多么高超，干预是否有成效取决于小伙伴与你的配合是否到位。换言之，孤独症儿童是在沟通中学习沟通技能，早期干预的内容、形式以及你们在干预中形成的关系，都会直接影响孩子与其他人的实际沟通。希望在这本书的帮助下，你能获得一个新的视角，与孩子并肩学习、快乐游戏，在沟通互动、反思调整中共同成长。

导　论

　　本书是诺丁汉早期诊断中心^①开展的一个行动研究项目^②的一部分。这是该项目的研究素材首次结集成册。该项目特别强调早期社会沟通（early social communication），研究目的是开发和评估一种将早期诊断与干预连接起来的良好实践模式。在项目中，不论是诊断评估，还是随后的干预，都是在家长和专业人员的通力合作下完成的。

　　参与该项目的儿童在首次评估时年龄不到3岁。研究团队致力于制定干预的行动指南，他们提出，干预的第一步是帮助家长了解孤独症对自己孩子的发展意味着什么，包括了解孤独症儿童与正常发育儿童在发展路径上存在的一些差异。

　　本书作者来自诺丁汉大学（University of Nottingham）、萨瑟兰学校（Sutherland House School）和早期诊断中心（含特殊教育学校和评估服务机构，隶属于诺丁汉地区孤独症成人和儿童协会^③）。他们提出的方法以研究人员、临床医生和从业人员的实践工作为基础，其核心观点是，孤独症儿童面临的一个重大难题就是他们无法像正常发育儿童一样发展出社会共情（social empathy）能力。在出生的第一年里，正常发育儿童通过与成人的反复互动和对话，通过所谓的语言的"语用"^④，稳步地成长为合格的沟

---

　　① 原注：诺丁汉早期诊断中心（Early Years Diagnostic Centre in Nottingham）现已更名为伊丽莎白·纽森中心（Elizabeth Newson Centre）。

　　② 原注：CHANDLER S., CHRISTIE P., NEWSON E. and PREVEZER W.(2002) Developing a diagnostic and intervention package for 2 to 3–year–olds with autism: outcomes of the frameworks for communication approach [J]. Autism: The International Journal of Research and Practice, 6, (1):47－69.

　　③ 原注：诺丁汉地区孤独症成人和儿童协会（Nottingham Regional Society for Adults and Children with Autism, NORSACA）是一家由家长组织创办的慈善机构，总部在诺丁汉。

　　④ 译注：语言的"语用"（'pragmatic' of language）是指人们在一定的社交环境中对语言的实际运用。

通者。这些语用包括肢体语言（如手势、面部表情、眼神交流、姿势和姿态），倾听技能，运用语调和音量，理解意图，分享观点和轮流发言。它们是发展沟通能力的基本要素，或者说是发展沟通能力的第一步。然而，孤独症儿童很难理解这些语用，所以他们从很小的时候就无法充分利用各种社交机会。该项目所总结的方法旨在帮助家长以强化体验并阐明其意义的方式与孩子游戏和互动，从而让孩子能够更有效地投入与他人的沟通中。

在项目实施期间，行动指南被改编成各自独立的手册。作者还根据参与该项目研究的家庭所提供的经验和反馈意见对其进行了完善。所有参与项目的家庭每周都会得到一位项目组成员的支持，该成员直接对孩子进行干预，并围绕干预方法与家庭成员展开讨论、给他们做示范。所有家庭还参加了一个为期十周的研讨班，家长们在每周一次的工作坊中进一步了解这种方法，讨论各自的孩子，并与其他家庭分享经验。行动指南最早由早期诊断中心制作发布，全套共六册，每册都配有插图，家长可以按照既适合自己又匹配孩子所处发展阶段的顺序使用它们。

该项目的核心因素之一是创建一个尽可能接近"真实生活"的模式。这种模式既强调互动方法，又优先考虑早期社会沟通的特点，这意味着在这种模式中，实施者不仅要保留方法的完整性，还要允许一定的灵活性，让每个家庭可以根据自身的具体情况调整实施的方法。在临床和教育环境中，很多家长曾向我们提出了自己的担忧：有些方法太讲究规范了！方案的设计方式和建议的实施强度容不得对方案做出半点调整。在该项目中，每一个家庭都记录了他们与孩子一起游戏或干预的时间。虽然许多家庭为互动游戏（interactive play）预留了固定的时间，但大多数家庭表示，他们也会把我们的方法和理念融入日常生活中（比如，洗澡时或在花园玩耍时）。正如一位家长所说：

> "我们似乎抓住了更多的契机，但也会（和他）一起计划，而且我们所有人都在思考如何利用不同的机会帮助他沟通。"

上面引用的这段话来自一次常规访谈——这是项目评估的一部分。参与项目的家庭还被问及他们和孩子已经在哪些方面受益了，以及他们对这种方法有什么看法。还有一位家长说：

> "现在，我知道该怎么跟他玩了，也有了更多的想法。现在，我知道在他发脾气和做其他事情的时候该怎么处理了。它帮助我掌握了越来越多的关于孤独症的知识，也帮助我理解他并知道该做什么。
>
> "它给了我们力量去应对（他），并与他一起游戏。它教会了我们该如何欣赏他。"

一位妈妈简单地评论道："现在我拥有了一个愿意沟通的孩子！"

纵观整个研究项目，团队的目标始终是研发出对家长和专业人员都有价值的材料。项目团队的目标始终是通过研究找到对家长和专业人士都有价值的方法和模式。提供早期服务①和言语语言治疗的机构也可以根据服务对象的需求调整模式/方法的实施，以便为儿童和家庭提供专业服务。在该项目结束之后，诺丁汉地区孤独症成人和儿童协会与当地教育和卫生服务部门在诺丁汉郡设立了一个合作项目——"早期沟通和孤独症伙伴"（Early Communication and Autism Partnership, ECAP），该项目现已对诺丁汉郡的儿童和家庭开放。

本书旨在帮助孩子提高理解力和沟通能力，期待能更好地了解孩子的家长可以直接使用它。专业人员也可以利用本书支持家庭和为家庭赋能。书中内容针对的是处于沟通发展早期阶段的学龄前儿童，但如果有学龄儿童仍处在这个发展阶段，书中的许多点子也能派上用场。

考虑到现实中有孤独症的男孩比女孩更多，我们在整个文本中使用"他"指代孤独症孩子。

感谢贝利·托马斯慈善基金（Baily Thomas Charitable Fund）对本项研究的慷慨资助，让本书得以面世。

---

① 译注：早期服务（early years provision）在英国是指由接受过专业培训的从业人员为 5 岁以下儿童的家长提供的托儿服务。早期服务的提供者包括托儿所、幼儿园里的教师和保育员等。

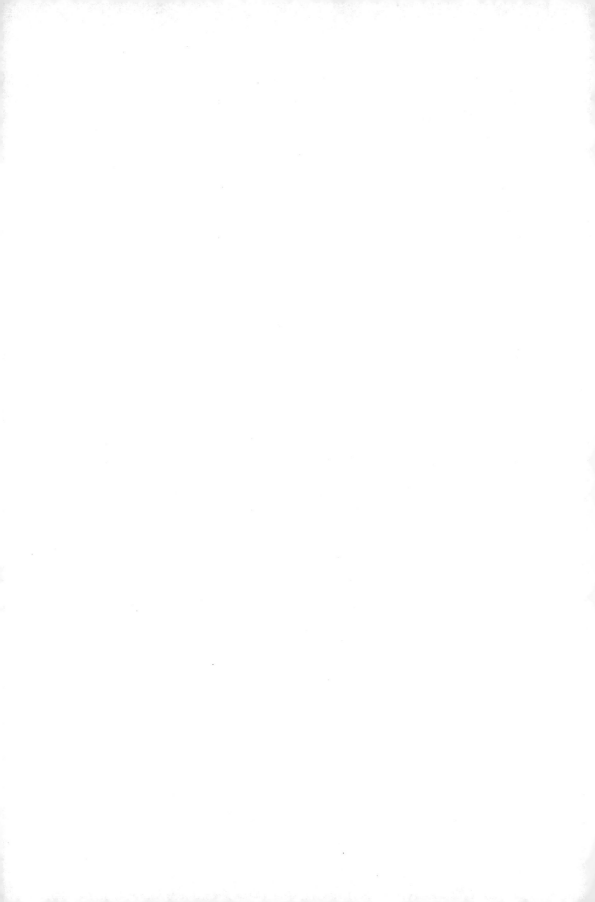

第一章　认识孤独症

本章是其他章节内容的基础，旨在帮助你提升对孤独症的整体认识，特别有助于了解孤独症对你的孩子意味着什么。后面章节会提供一些具体的方法，你可以借助这些方法与孩子一起努力改善他的沟通状况——这是未来所有学习和发展的基础。

社会共情①发展障碍是孤独症谱系障碍的核心特征。既然孩子在与我们共情方面有困难，那么我们首先需要试着设身处地地为他着想。为了有效地做到这一点，我们需要试着想象这个世界在他的眼里会是什么样子的。一旦我们开始理解孤独症，理解它对孩子发展的影响，我们就能更轻松地换位思考。

只要有可能，我们需要尽早带孩子去做诊断，然后以这个诊断结果为基础，精心设计一个高度个性化的方案，以解决孩子面临的核心困难。有一点至关重要：我们必须密切关注孩子的优势，并把他视为独一无二的个体，与此同时，我们也要了解孤独症儿童与正常发展儿童大相径庭的发展方式。

孤独症的诊断意味着什么?

孤独症是一种谱系障碍

孤独症儿童的障碍程度因人而异，个体间的差异很大，"孤独症谱系（autism spectrum）"一词已被用来描述这种障碍程度的范围。在谱系一端

---

① 原注：社会共情是指对他人的想法、情绪、行为和语言的理解。

的孩子可能会受到非常严重的影响，而在谱系另一端的孩子的障碍似乎没那么明显。

从智力高于平均水平到有严重学习障碍[①]，在各种能力水平的儿童中都能发现孤独症。那些看起来受孤独症影响不那么严重的儿童，或者是在某些发展领域中表现出良好能力水平的儿童，有时被称为阿斯伯格综合征[②]儿童或高功能孤独症儿童。许多被确诊为孤独症的儿童确实存在一定程度的学习障碍，但由于有社会沟通问题，评估他们的智力水平是非常困难的。例如，我们原本想看一看他能否完成一系列智力测试任务，结果他在某项活动中就失败了，无法完成整个评估，事实上，他没有完成的原因可能是根本不理解我们在问他什么，也可能是他保持注意力的时间有限，或者是他无法长时间地配合。只有经过一段更长时间的观察，了解他在不同的环境、不同的活动中会做什么，我们才可能对他的能力和优势有更好的认识。

尽管如此，我们仍可以肯定地说，无论孤独症（以及与之共生的学习障碍）的程度如何，你的孩子都能够取得相当大的进步。对他帮助最大的就是父母和服务于他的专业人员，他们能更好地理解他的能力和障碍，并会共同努力提升他的理解力和沟通能力。

诊断孤独症

近些年来，有一种说法很流行——不应该给孩子"贴标签"。我们坚信，明确的诊断非常重要。作为一个起点，诊断结果可以帮到每一个用心理解孩子的人，帮助他们了解孩子的障碍和优势。事实上，已经有一位孤独症人士把确诊结果描述为一个"路标（signpost）"。我们应该基于明确的界定标准为孩子显现的症状——而不是其他可能的情况——做出诊断。只有这

---

① 译注：学习障碍（learning disability）在英国主要指影响理解口语或书面语言、进行数学计算、协调运动等能力的障碍，包括我们常说的智力障碍、发育迟缓等障碍类别。

② 译注：阿斯伯格综合征（Asperger Syndrome）在 2015 年颁布的 DSM-5 中已被归入孤独症谱系障碍中。

样做，才能得到一个"鉴别诊断"①。例如，是孤独症，而不是另一种疾病（如特定的语言障碍）。给出诊断的同时也应该巨细无遗地解释这些标准，并说明依据这些标准做出的诊断会如何影响诊断对象的发展。

有些专业人员不愿意在早期给儿童做诊断，比如有些专业人员会说"孤独症无法在3岁前确诊"（也可能是4岁或5岁，或其他他们认为"有可能"被确诊的年龄）。我们再一次强调，孤独症应该尽早被诊断，这样就可以立即进行适当的干预。孤独症的一个界定标准是，在孩子3岁以前，其发展落后的症状已经很明显了。在我们看来，大多数孤独症孩子可以在这个年龄被诊断出来，而且在很多情况下，在更早的时候做出诊断也是有可能的。

一些专业人员不愿意做早期诊断的一个主要原因是担心误诊。他们可能已经知道这个孩子在沟通和其他一些发展方面有问题，但又不确定他是否符合孤独症的"全谱图（whole pattern）"，于是，他们想要更多的时间，以确保能做出一个"鉴别诊断"。在某些情况下，这可能是合理的，可是我们更愿意与家长分享我们的观点——对于他们的孩子正在经历的那些问题，孤独症有可能是一种合理解释，与其回避，不如直面问题。无论如何，诊断的不确定因素都不应该耽误对孩子适当的支持和干预。本书介绍的方法对任何有语言和沟通障碍的儿童也会有帮助。

孤独症的诊断标准是什么？

孤独症的诊断依据现在被称为"三合一障碍（triad of impairment）"，即三个重要领域的发育障碍，它们在孩子3岁以前的发展中已经明显存在了。这并不意味着所有孤独症儿童都是在3岁以前被确诊的，而是说，通过父母的仔细回忆，再结合其他观察，会发现孩子的这种行为模式早在这个年龄之前就开始出现了。这三个领域的障碍是：

---

① 译注：鉴别诊断（differential diagnosis）是一种医学诊断方法，通过比较其他类似疾病的症状，排除其他疾病的可能性。鉴别诊断可以减少或避免误诊、漏诊，提高诊断的准确率，是最终确诊前必不可少的一步。

- 语言与沟通障碍
- 社会关系与社会理解障碍
- 思维与行为缺乏灵活性

孤独症，也是一种广泛性发育障碍（pervasive development disorder），这意味着以上这些障碍中的每一种都会影响孩子在其他领域的发展，从概念上区分这些障碍比在孩子身上区分更容易。不过，简单地依次探讨每个领域，看一看孤独症对儿童发展日益增长的影响，可能对我们会有帮助。

语言与沟通障碍

这类障碍会影响孩子对所有形式的语言和沟通的理解与运用。更为关键的是，它不仅影响口头语言，而且影响手势、面部表情和其他形式的肢体语言——这些沟通的"基石"被称作语用，它们几乎是与生俱来的，在普通儿童的发展中也是自然而然地产生的。在出生的第一年里，婴儿大部分时间都在练习这些技能，并且运用得越来越熟练，这样当他们说出第一批词语时，就能够把它们放入早已建好的"沟通框架（framework of communication）"中。正是这种能力使儿童日后能够运用言语（speech）进行对话。孤独症儿童要么缺乏这些语用，要么已有的语用严重紊乱，于是，当他们的第一批词语出现时，几乎总会被用来"标记（label）"他们看到（或想要）的东西，也会被用来重复别人说过的话——常常是毫无意义的重复，而不是与另一个人交谈。

社会关系与社会理解障碍

孤独症幼儿常常被描述成"冷漠"或"与人疏远"，以及"生活在自己的世界里"。然而，这些词只适合描述某些孤独症孩子的特征，却不适用于其他孤独症孩子。许多孩子因为这个误解而错过了诊断——究其原因是在某些情境中，尤其是在与熟悉的人一起时，他们可以参与社交且看上去非常活跃。孤独症儿童的社交障碍是缺乏社会理解，而不是缺乏社交兴趣。有些孩子可能对与他人互动感兴趣，尤其是在玩追逐游戏、打闹游戏等身体运动游戏时，但是他们不知道该怎样去做。本书（尤其是"互动游戏"一章）的主要目标之一是提供一些方法，帮助孩子更轻松地参与社交互动。

社会关系与社会理解障碍的核心是缺乏社会共情，这意味着孤独症儿童很难理解其他人的想法或感受。正常发展的儿童有一条连通他人想法的"热线电话"，例如，他们看一眼对方的面部表情，就能知道对方在想什么，并预测可能会发生什么。例如：

一个普通的学步儿[1]被带去别人家做客。他看见壁炉台上放着一些有意思的玻璃饰品，想玩一下。正当他伸手去拿时，他转身看了一眼妈妈，她在房间的另一边对他皱了皱眉。由此，他知道她不希望他去碰它们，而且他还会做出一个合理的猜测：如果他真的碰了那些饰品，她会说什么（或做什么）！他能理解这个面部表情所传达的信息，也能感受到她正在想什么，并能运用这些信息预测她会做什么。

一旦孩子会走路，他与他人共情的能力就产生了，其中一个最早的迹象就是学步儿把东西带到人们面前展示。这并不是他想让他们做什么事，只是觉得他们也许会感兴趣，而且，他想要分享这种兴趣。有孤独症的学步儿如果能展示东西的话，只是因为他想用它做一些事，比如打开一个罐子，或修理一个玩具。

这类社交障碍的另一个最常见也最早出现的特征是孩子与他人眼神交流的能力较弱。有时，这表现为数量（孩子看着你的时间长短）上的急剧减少，更重要的是，质量（他使用这种眼神交流的方式）上的差异非常显著。对于孤独症孩子来说，分享一个眼神或一个微笑是很难做到的，例如，他和你一起看一本书时，会在适当的时候把目光移开，同时又瞥一眼你的眼睛，而不会注视你。事实上，注视是语用的一个重要组成部分。

---

① 译注：学步期通常指 1~2 岁阶段。

思维与行为缺乏灵活性

这类障碍会因孩子的年龄、个性、兴趣和能力的不同，而以各种各样的形式显露出来。具体表现为：一再重复同一种活动；痴迷于观察特定的图案（通常是直线和圆圈）；把玩具整齐地排成一排，而不是以富有想象力的方式玩；非常固执地遵守某些常规，如去商店时走固定的路线；想要一遍又一遍地观看同一个录像片段；执迷于特定类型的玩具，迷恋故事或电视中的同一类角色。

这些行为在正常发展的幼儿身上也会出现，但在孤独症儿童身上，它们持续的时间更长，对其吸引力更强烈，当事情没有按照他预期或想要的方式发生时，这些行为经常会成为恐慌和愤怒爆发的源头。

孤独症儿童之所以表现出这些行为，在某种程度上似乎是因为这个世界对他们来说如此混乱，而他们在理解和沟通方面的能力有限，只好紧紧地抓住那些着实有意义的东西——因为它们是他们熟悉的。"结构的开始（Beginnings of Structure）"这一章会更详细地讨论孤独症儿童可能会在哪些方面感觉世界令人费解，以及我们能用哪些方法帮助他们更好地理解世界。

第二章　迈出第一步

我们认为，正常发展的儿童的沟通基石几乎是与生俱来的和发展性的。他们在婴儿期无须刻意学习，其沟通技能就能得到自然的发展，通过练习，也能轻松应对复杂的沟通。儿童语用技能的发展为言语的出现奠定了基础。对孤独症幼儿来说，其核心障碍意味着这些基石并不稳固。因此，我们有必要关注语用的发展，只有语用发展了，基础才会扎实，言语才能以更自然、更不容易出错的方式发展。本书旨在搭建一个框架，帮助家长学会运用互动的方式与孩子进行沟通，集中精力帮助孩子提高语言理解水平，发展沟通能力，并帮助他更积极地与其他人交往，融入周围的世界。

本书的每一章都是独立的，可以分开阅读，这也意味着各章节的内容会有一些重合。这里没有明确的阅读顺序，你的阅读方式可能取决于孩子已经达到了哪个发展阶段，以及你自己最想看到的内容是什么。不过，个别章节最好还是排在其他章节之后阅读。鉴于此，我们会在后面的每一章的导读中给出建议。

- "互动游戏"这一章涉及一个中心主题——理解发展语用的重要性，并以此为基础提出了一些方法，教你如何加入孩子的游戏活动并推动游戏的进程，从而帮助孩子成为一个更有效的沟通者。

- "结构的开始"这一章旨在帮助我们理解为什么孤独症儿童很难认识他周围的人和世界。这一章针对你如何为孩子改善环境给出了一些建议，并且谈到了一次性解决太多问题会存在哪些风险，以及你应该如何选择优先要解决的问题并制订行动计划。

- "指认教学（Teaching Pointing）"这一章更侧重于一项关键的语用技能——一种正常发展儿童在快满一岁时都能理解和运用的手势。对孤独症儿童来说，掌握它通常需要接受专项教学。这项技能是日后言语沟通的基础。

- "理解语言"这一章指出，人们通常认为儿童能听懂的语言比他实际听懂的更多，因为他能在看到的事物中发现额外的线索。本章的目的是提高你的意识，让你能够帮助孩子更好地理解你对他说的话。

- 有些交谈技能通常在儿童会说话之前就出现了，"使用口头语言"就是以这些技能的发展为基础的。这一章探讨了如何使用手势和图片符号（pictorial symbols），架起通往口头语言的桥梁，并就如何鼓励孩子说出第一批及更多的词语提供了方法。

- 最后一章"分享概念性游戏（Sharing Conceptual Play）"在内容上则截然不同。这是探讨游戏问题的第二个章节，扩展了"互动游戏"中的一些原则，但讲得更多的是如何运用游戏鼓励你的孩子发展他的思维，这对孤独症儿童来说尤其重要，因为他们在灵活思考方面遇到的障碍时常会阻碍他们学习日常概念。

家长们经常会问："我们应该花多少时间在互动游戏环节上？"或"我们应该花多少时间尝试安排他的学习？"当然，这个问题并没有具体的答案，这取决于你们的实际情况，例如，孩子的个性和需求，以及他可能在学前教育中或治疗师那里接受了哪些其他形式的干预。书中提供的许多建议都可以融入日常活动中，在你和孩子之间自然发生的交流中被充分应用。不过，结构和常规对你和孩子都有帮助；固定每天的互动游戏环节，或者定期留出时间鼓励他探索玩具和其他活动，绝对是有益的。本书介绍的方法是通过分享快乐和乐趣发展沟通能力，所以，最重要的是玩得开心！

第三章　互动游戏

导　读

本章的目的是帮助你找到更多与孩子一起做游戏的方式，促进他的沟通技能的发展。本章包括许多关于做游戏和唱歌的奇思妙想，素材来自萨瑟兰学校全体教师多年积累的实践经验。

在我们开始探讨如何帮助孩子成为一个更好的沟通者之前，有必要先思考一下什么是沟通和语言，以及它们通常是如何发展的。

在正常的发展过程中，只有当孩子已经能够通过非语言的方式有效地传递感受、想法和意图时，口头语言才会出现。几乎从出生开始，婴儿就会发出一些声音，做出一系列面部表情和动作，成人则会自然而然地回应他，就好像这个婴儿是真的在跟他们说话一样。

例如：

- 一个婴儿在哭，他的妈妈一边准备喂他，一边说："我知道，你饿了，给你……"
- 一个婴儿在隔尿垫上尖叫，她的父母发出类似的高音作为回应，于是他们有了一小段声音的"交流"。
- 一个婴儿发出咯咯咕咕的声音，一位来访的成人立刻转向他说："嗨！这是什么呀？你是在告诉我什么事吗？""真的吗？""真没想到！……"等等。
- 一个婴儿皱起眉头，他的爸爸边模仿他的表情，边说："哦，天哪！这是怎么啦？""哪里疼吗？"等等。

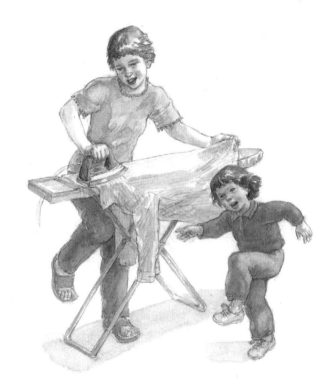

在最初的几个月里，因为家长把孩子的行为看作他想要沟通的表现，于是孩子也开始尝试有意沟通（intentional communication）。很快，家长与孩子之间形成了对话（dialogue），在对话中，每个人都会轮流表达。

这种对话由动作、夸张的面部表情和各种悦耳的声音组成，配上家长的口头语言，常常还带着些幽默和调侃。婴儿和成人都在倾听、观察，并且（同样重要的是）在对方说话时暂停，从而创造出了双向的对话流。

就这样，出生后的第一年里，普通婴儿一直都在练习沟通技能，待到时机成熟，他便能相对容易地把词语用于准备说话的"会话模式"中。在这段时间里，婴儿正在发展所谓的沟通能力（communicative competence）。

对孤独症儿童来说，早期的互动状况则可能大不相同。常见的沟通方式，除了言语，还包括面部表情、手势和所有非语言方式，而孤独症孩子却在这些方面的使用和理解上都遭遇了真正的困难。他们也很难形成社交节奏（social timing）——要知道，正是社交节奏使得普通婴儿能够把他们的表达与其他人的表达交织在一起，并发展出我们所描述的那种对话。

共享注意①在这个过程中的发展至关重要。一般情况下，婴儿天生就对其他人正在做（或想）的事情感兴趣。他们会观察他人，模仿他人；他们会通过两种方式吸引他人对事物的注意力：一是用手指向它；二是把东西带给对方看，这似乎是在说"看看这个……你觉得怎么样？"孤独症儿童却很难做到这一点，而且他可能更喜欢自己做事情，很难体会到分享的快乐。

所有这些都表明，我们需要帮助孤独症儿童加入并享受与他人的互动，作为培养更多沟通技能的基础。本章所介绍的互动游戏正是这样一种尝试。

追随与回应

模　仿

人的许多早期学习都是通过模仿实现的。在实际生活中，大多数婴儿之所以学会模仿成人，是因为他们的家长一开始先模仿了他们。婴儿打了个喷嚏，他的妈妈说"啊——嚏！感冒了吗？"接着，婴儿笑了，甚至可能会假装再打一个喷嚏——这构成了对话的一部分。通过模仿婴儿，家长帮助婴儿意识到自身行为的重要性，再后来，婴儿便会复制②家长所做的事情。

刻意复制孩子的动作或声音，可能是一种非常有效且令人愉快的获取共享注意的方式。在早期阶段，你可以尝试：

- 尽可能仔细地模仿孩子发出的一些声音。试着匹配他的音高和音量，注意节奏和实际的声效。如果他看起来没有注意到你，或者保持专

---

① 译注：共享注意（shared attention），也译作"共同注意"或"联合注意"（joint attention）。

② 译注：原文"copy"意为模仿，强调模仿原物的每个细节。由于儿童的模仿具有精确到每一个细节的特征，所以直译为"复制"。原文中多次穿插使用"copy"与"imitate"，为与原文保持一致，译文统一将"copy"译为"复制"，表示注重细节的模仿，将"imitate"译为"模仿"，表示模仿原物的显著特征，但细节不一定一样，后续不再逐一说明。

注的时间不长，你可以试着用一个硬纸卷或一根塑料管发声，或者使用一个塑料"回声麦"（或一个真正的"卡拉OK"式麦克风），或者用其他方法提高音量。

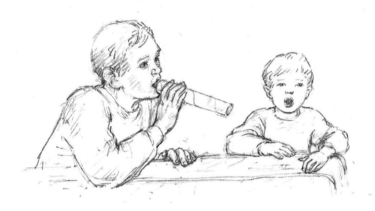

- 让他探索鼓或其他简单的发声器，并复制他做的动作和他制造出来的声音，即使它们不是你所期望的常规动作和声音，你也要坚持下去。你们可能会进入一种没有言语的"交谈"，你可以在模仿他的同时添加一个额外的声音，看看他会不会惊讶地跟你进行眼神交流。
- 看着他玩一条"飘逸的"围巾或一块布料，然后给自己准备一份类似的材料，"镜像呈现"①他的姿势和动作，以及他摆出的造型。
- 加入他的活动，跟着他一起行走、跳跃、跺脚以及停下来。（你可以把这个游戏与下面描述的现场解说结合起来。）

许多孩子被这种镜像吸引住了，他们似乎也因此对自己、对自己的动作和声音有了更多的意识。研究也表明，被成人复制会增加孩子看向那个成人的脸的时间。一旦孩子开始刻意地发出一个声音（或做出一个动作）让别人复制，他们就是在有意识地行动。

这种模仿游戏会很自然地发生在非常小的婴儿身上，但孤独症儿童可

---

① 译注：原文"mirroring"意为模仿，因文中加引号强调，考虑到作者强调游戏的趣味性，故译成"镜像呈现"。

能不会用同样的方式回应模仿游戏，他们与一个学步儿或大一点的孩子这样玩，可能看上去就没那么自然了。我们尝试以一种非常积极的方式引入这种游戏，让他们能在分享经验和共享活动中获得快乐。他们也能积累轮流的经验，习得使用眼神交流等至关重要的沟通技能。鼓励孤独症孩子走进我们的社交世界，一个出发点就是加入他们的世界。有些孤独症儿童似乎需要我们经常这样做，然后才会开始对复制我们的动作或声音感兴趣。

解　说

让孩子相信你正在努力"接收"来自他的世界的信号的另一种方式是解说他在自发的游戏和活动中正在做什么。这种现场解说可以是说的、吟诵的或者唱的形式，其复杂程度也可以根据情况而变化，从单个词语到短语和句子。你可以按需选择。

如果你的解说语言简单易懂，解说速度与他的动作保持同步，那么这种解说就更有可能吸引他的注意力，对他也更有意义。这样做可能是为了向他展示你知道他在看什么或想要什么（"保罗在看那棵树""你想要这本书"），或者是为了描述他的游戏，或者是为了陪他完成一个日常活动。

例如：

詹姆斯经常转圈，似乎沉浸在他自己的世界里。有一天，他的爸爸看着他，然后开始轻声地吟诵：

"转圈，转圈。

"詹姆斯在转圈。

"一圈，一圈，一圈又一圈。"

当詹姆斯停下来时，他爸爸补充道："停下！"这样持续了好一会儿，詹姆斯开始在停下时看着他爸爸，期待着爸爸说出下一句话。接连好几天，他们都在重复玩这个共享游戏，最终，他们两人能够通过眼神、动作和声音开始和停止游戏。

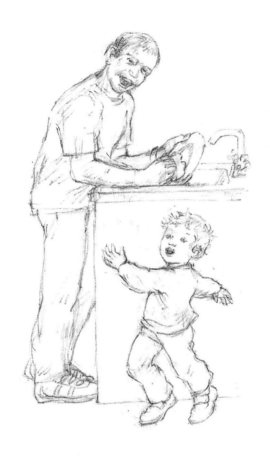

　　马修在门厅里跑来跑去，从厨房门一直跑到入户门，一遍又一遍。他的妈妈站在厨房门边，蹲下来与他同高。当他继续奔跑时，她随着他的跑动节奏轻柔地唱着：

　　"跑到了门口……然后又……

　　"跑回了妈妈身边！"

　　马修好像注意到了，当妈妈唱出"然后又……"时，马修内心有了期待，他会在入户门处犹豫一下，看着妈妈，等着她唱出下一句，然后才跑回妈妈身边。几天以后，在玩同样的游戏时，他突然跑向了楼梯，并欣喜地听到了新版本——"跑向了楼梯！"

　　莎拉在洗澡的时候，喜欢玩水，但是不喜欢洗澡。她的爸爸试着一边给她洗澡，一边唱着"洗洗莎拉的脚"（和着《跳起来吧，布朗太太》^①的曲调），这样不知不觉中爸爸就给她洗完澡了。当莎拉玩水时，爸爸会唱一段"玩水"歌。几周之后，莎拉开始配合，甚至能主动要求洗澡，享受着要爸爸洗哪儿爸爸就洗哪儿的乐趣，而且还会发出鼓励的声音，让她爸爸唱解说词。

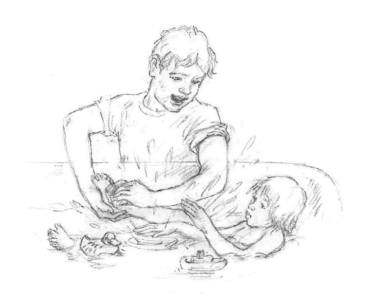

托马斯推着小火车在轨道上行进，他静静地看着车轮。爸爸走过来，和他一起坐在地板上看着。爸爸开始解说道："推着火车（Pushing the train）……转过弯道……越过大桥！"边说还边配合托马斯此时的动作进行解说。他的现场解说采用了富有节奏的吟诵方式^②。托马斯仍旧盯着火车，但偶尔会抬起头看一眼爸爸，有时会在游戏中停下来。过了一会儿，如果他爸爸停止解说，托马斯就会抬起头，发出一个"p"的声音。爸爸回应道："推！是的，推！推着火车（Push! Yes, push! Pushing the train）……"然后托马斯会继续游戏。他爸爸会解说托马斯做出的任何小动作，甚至偶尔会添加他自己的想法，渐渐地，这个游戏升级了。

① 译注:《跳起来吧，布朗太太》（Knees up Mother Brown），英国民歌，音频可在网络上检索到。国内读者可参考使用《我爱洗澡》《洗澡歌》等歌曲。
② 译注: 国内读者可参考《火车快飞》《火车开走了》等儿歌。

在乔伊从窗户往外看的时候，他的妈妈走过来，站在他身边，开始唱"我们正在朝窗外看，正在朝窗外看，正在朝窗外看，看看我们能看到什么……"（使用《他是一个快乐的好小伙》[①]的曲调）。她追随着乔伊的视线看去：他正在看一辆车。她继续唱道："我们可以看到一辆车，我们可以看到一辆车，路上的小汽车……"接着她用手指向那辆车。乔伊一直在看那辆车，但如果他的妈妈暂停哼唱，他就会看着她，示意她继续唱。在接下来的几个星期里，这个游戏在公交车上、在家里和托儿所里不断被延展。乔伊看到了很多不同的东西，甚至开始用手指给他妈妈看可以歌唱的东西。（关于这个手势的重要性，请参见"指认教学"一章。）

这种类型的现场解说有一个特别的好处：孩子会听到当下与他相关的有意义的语言。这也向他表明，你知道他在做什么，并且对他在做的事情感兴趣。就像他为了让你复制而做动作和制造声音一样，他这么做可能就是为了让你对它们进行解说。这种目的性（intentionality）对他处在发展中的沟通技能至关重要。

搭建一个沟通框架

有时，正如我们所描述的那样，追随与回应孩子可以引导你们真正进入双向"对话"的情境——即使那只是在非常基础的层面上。在其他时候，如果你引入简短而重复的玩耍程序和熟悉的歌曲，把它们作为交谈的"框架"，也会大有裨益。

---

①译注：《他是一个快乐的好小伙》（For He's a Jolly Good Fellow），经典英语歌谣，一般在为某人庆祝时唱诵。音频可在网络上检索到。

玩耍程序

　　玩耍程序（play routines）①是指那些成人会与婴幼儿一起玩的简短而重复的随意性游戏。有些是众所周知并被代代相传的，如"躲猫猫（peek-a-boo）"。还有一些是你通过和孩子一起玩，发现他的喜好并一再就此展开游戏而形成的。这些游戏往往会涉及身体接触或"追逐打闹"，许多孤独症儿童的家长发现，与其他更平静或更温和的交流相比，在玩这些游戏的时候，他们可以感觉到自己与孩子更亲密——尽管这种情况早晚会到来。

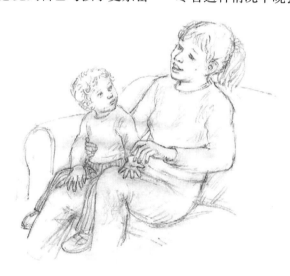

　　这种类型的玩耍程序可能是非语言的，但通常带有简单、重复性的语言，并包含游戏高潮前的期待性元素。

---

　　① 译注："play routines"直译是"游戏程序"。一般情况下，play 与 game 在表示"游戏"时有较明确的区分，play 强调休闲娱乐和自由度，不重结果，game 强调规则性和目的性，需分出胜负（或等级），但作者在这里用"game"来定义"play routines"，结合前后文译为"玩耍程序"。指的是一种有目的的游戏方式，既强调娱乐性，同时又讲究简单的规则，要求参与者在游戏过程中必须遵循一个简单的、可预测的顺序，重复参与互动。

例如：

我要来……抢起你转一圈！　　（你在这里对孩子做一个动作）

1，2，3……挠痒痒！　　　　（你在这里对孩子做一个动作）

接着……挠挠你的那里！　　　（你在这里对孩子做一个动作）

查理要去……撞击！　　　　　（你在这里可以复制你孩子喜欢做的动作）

接着……跳！　　　　　　　　（你在这里可以复制你孩子喜欢做的动作）

让我们开始……转圈！　　　　（你在这里可以复制你孩子喜欢做的动作）

在这些游戏中谨慎地运用时机、节奏和暂停，是在为孩子沟通技能的发展提供机会，要与单纯的玩得开心区别开来。

例如，一旦找到了一个你们俩都喜欢的玩耍程序，你可以尝试：

● 营造紧张气氛（通过放慢语速和提高音量），然后在关键时刻的前一秒，悄悄地暂停，让孩子在心中生出期待。

● 之后立即继续，对孩子表露期待的迹象（如一个眼神、一个动作或一个声音），做出回应。

● 重复游戏，再暂停，如此循环是为了帮助孩子能有意识地示意他希望游戏继续下去。

随后，可以扩展和改变你们的玩耍程序，帮助他变得更加灵活，并做出有意义的选择。例如，他可能会使用手势、动作、声音或言语表明他是想要被抢起来还是想要挠痒痒。

动作之歌

和孩子一起唱歌，是在用一种轻松愉快的方式吸引他的注意力，并与他共同参与一个活动。要做到这些，不需要你有多么美妙的歌喉，只需要你愿意热情洋溢地"收听"孩子的选择和回应。

表现固定动作的歌曲

表现固定动作的歌曲，如《绕线轴》或《划船》^①，通常深受幼儿的欢迎。孩子们喜欢重复，在听到这些歌曲时可能会开始观察、预测或加入一些动作。一旦找到了一首孩子喜欢的歌曲，你可以改变这首歌的演唱速度和节奏，让他有机会参与其中，就像在玩游戏一样。

例如，你可以：

- 尝试偶尔在一首歌曲中他最喜欢的动作出现之前戏剧性地暂停。孩子可能会在暂停的时候有意识地插入一个动作、声音或词语，但一开始，你可能要表现出好像他已经做了回应一样。（如果你经常唱某一首歌，最好不要每次唱这首歌时都在同一处地方暂停，否则这个暂停就会变成常规，失去它的影响力。）

- 慢唱一首熟悉的歌曲，这样他就能够在某些时间点上"抢先你一步"，并通过眼神交流、身体动作、声音或言语来引导你。

- 当你重复唱一首歌时，或者快唱或者慢唱，或者大声或者轻柔，这样他就可以表现出自己的偏好，并最终做出选择。

表现灵活动作的歌曲

表现灵活动作的歌曲，如《我们这样跺跺脚》^②（用《我们绕着桑树

---

① 译注：《绕线轴》（Wind the Bobbin）和《划船》（Row Your Boat）是经典英文儿歌，可在网络上检索。类似的中文儿歌可参考《拔萝卜》《兔兔跳》《一个拇指动一动》《幸福拍手歌》《小手拍拍》等。

② 译注：《我们这样跺跺脚》（This is the Way We Stamp Our Feet），原歌名仿照了童谣《我们绕着桑树丛走》中的核心句型"This is the way we..."，后面的歌词可以替换成孩子熟悉的各种动作。

丛走》①的曲调唱）等，对创建沟通框架非常有用。与表现固定动作的歌曲不同的是，你每次唱的歌词都不完全一样，你可以随时回应孩子的情绪和喜好。

在早期阶段，你可以用这些歌曲做以下这些事：

- 唱你和孩子在做什么，如"我们这样抡起你"等。
- 唱孩子自己主动在做的事，如"我们这样到处走"等。这与上一节"追随与回应"有关联。就像做现场解说一样，唱一段孩子正在做什么的歌词，可以帮助你吸引他的注意力，并让他能够带着目的做更多的动作。

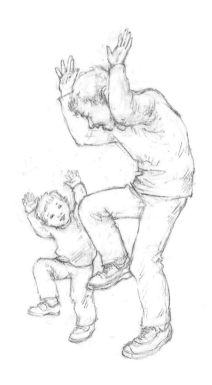

---

① 译注:《我们绕着桑树丛走》(Here We Go Round the Mulberry Bush)，简称《桑树丛》(The Mulberry Burry)，是一首传统的英国童谣，最早出现于 19 世纪 40 年代，可在网络上检索。歌词内容涉及很多日常活动，旋律简单，节奏轻快，深受孩子们喜爱，常被用于音乐游戏。最简单的玩法是，孩子们手牵着手围成圈，绕圈走，边听音乐边做出歌词中提到的活动动作。

- 为孩子提供可供观察或复制的想法，如"我们这样搓搓手"等。不过，对孩子来说，通常情况下，他做动作，你来复制，会更容易，而不是他模仿你。即便如此，一旦你复制了他的一些动作，他可能会开始表现出试图复制你的动作的兴趣。无论是用哪种方式，这都可能成为一个优质的互动游戏（interactional game）。

- 给他一个明确的机会选择动作：一旦你发现了他喜欢哪两个动作，你就可以在说完"我们这样……"之后暂停。

与《桑树丛》风格类似的其他一些可供灵活运用的曲调有：

《醉酒的水手》①　　如：我们该拿托马斯·梅森（Thomas Mason）怎么办？

　　　　　　　　　　我们会拍拍、拍拍、拍拍他的膝盖……

《跳向我的爱》②　　如：拍，拍，拍拍你的手……

培养"公平交换"意识

如果你和孩子按照我们推荐的建议尝试了一些做法，你自己也正在系统地收集你们俩都喜欢的游戏和歌曲，那么接下来要做什么呢？

在早期阶段，你可能会发现这种"互动"几乎就是单向的。有些孩子只有在一切都按照他们的要求，并且你会跟随他们的引导时才感兴趣；还有些孩子可能只会在你不断提供熟悉的游戏和歌曲时才"投入"其中。一开始可以这样，但是渐渐地，你们应该朝着更"平衡"的方向发展，就像一次良好的交谈一样。最终的目标是以一种灵活的方式共享控制权。对一些孩子来

---

　　① 译注：《醉酒的水手》（Drunken Sailor），英国海员号子（sea shanty）。以歌词"What will/shall We Do with a Drunken Sailor?（我们该拿喝醉的水手怎么办？）"而闻名，曾被多方演绎，在动画片《海绵宝宝》中多次出现。音乐可在网络上检索到。

　　② 译注：《跳向我的爱》（Skip to My Lou）是一首关于交换舞伴的儿歌，常在儿童游戏和舞蹈活动中播放。Lou来源于苏格兰语Loo，意为Love。音乐可在网络上检索到。

说，这可能需要很长的时间才能实现。

当你与孩子之间的控制天平开始趋于平衡时，可以尝试以下一些做法：

- 在你们一起做游戏时留意那些可以用温和的方式互相逗弄的时刻——也许是在熟悉的游戏中做一些意想不到的事，或者比平时暂停更长的时间，创造一个惊喜。

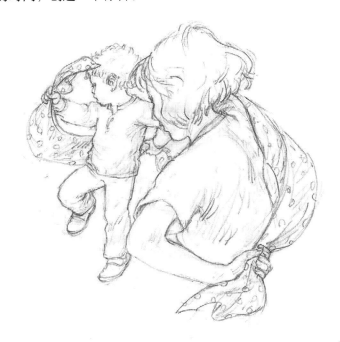

- 如果他喜欢引领模仿游戏，你可以开始悄悄加入一些他喜欢的声音或动作，看看他会不会跟随你。如果他这样做了，你可以逐渐引入细微的变化和不同的动作或声音。不过，在任何时候，你都可能需要重新去追随他，以免失去对话流。
- 如果他非常喜欢固定的程序和歌曲，你可以试着把它们安排得更灵活，轮流选择，或者尝试在它们之间创造一个"空间"，让变化自然发生。
- 对于表现灵活动作的歌曲，你可以逐句调整歌词，在引领和跟随间保持平衡。

寄　语

　　互动游戏能帮助孩子非常愉快和高效地练习一些最重要的沟通技能。在这一章中提到的建议旨在让孩子能积极地参与互动，习惯于分享兴趣、观察、倾听和轮流。这种游戏也被称为互惠游戏（reciprocal play），它可以让孤独症儿童体验到他们一般很难体会到的社会共情。一旦他有所体验，他将会通过各种途径从他周围的人那里学到更多的东西。

　　可以按照这里建议的方法用选取的游戏和歌曲进行互动活动，如有必要，你自己也可以编排游戏或编首歌。如果孩子一开始没有回应，一定要坚持尝试。这并不意味着要强迫他去做他根本不喜欢的事，但有时确实需要重复几次，孩子才能意识到你提供的东西可能很好玩。当你感觉自己得到的积极回应很少或者没有时，可能很难继续坚持下去，这是因为他要理解你的表情、手势和言语很困难。牢记这一点，咬牙坚持下去。

　　你还需要调整这些活动和具体的方法，使它们既适应你和孩子的个性，又满足孩子的特殊需求和偏好。例如，有些人发现他们的孩子偏爱夸张的面部表情和语调，最容易被戏剧性的、"极度夸张"的风格所吸引。可是对其他孩子来说，这种夸张的表现风格完全是无法接受和令人反感的，而为了鼓励孩子参与游戏和唱歌，你甚至可能需要"放缓"自己的声音、表情和动作。

　　最重要的是，这种方法的底层逻辑是通过相互愉悦促进沟通。如果是被迫参与，那么游戏便不再是游戏。我们希望你能接受其中的一些想法，并对它们进行适当的调整，进而帮助孩子构建基本的沟通框架。一旦开始使用这些基本技能，他就更有可能发展出声音、手势和言语表达，也更有可能有意识地在对你们都有意义的语境中使用它们。

第四章　结构的开始

导　读

本章的主旨是帮助我们了解儿童如何认识他们周围的人和事物。本章还探讨了孤独症儿童难以应对的一些领域，并给出一些改善孩子境遇的意见。

首先，请试着想象一下：在婴儿的眼中，这个世界是什么样的？这可能会有助于你理解孩子的境遇。一开始，这个世界一定是一个非常令人困惑的地方，充斥着大量随机闪现的声音和会移动的物体。然而，渐渐地，婴儿开始认识到这个世界有一些组织和秩序，也就是说，它具有结构（structure）。在最初的几周里，她开始能够用眼睛追踪物体的移动，猜测声音来自哪里，并思考它们的含义。很快，她开始有能力预测在某些时间或在某些活动中会发生什么事。她意识到自己所做的一些事情会产生特殊的效果，她发出的吵闹声和咿呀学语会影响其他人的反应。婴儿对他人的兴趣给了她认识世界如何运转的钥匙。就这样，世界开始变得对她有意义了。

对一个孤独症孩子来说，事情远没有这么简单，世界是一个令他费解的、无法预测的，有时甚至是令他恐惧的地方。人们的声音和肢体语言对他来说意义不大。结果，他可能会变得孤僻，"切断"与他人的联系，常常变得越来越迷恋于一再重复的活动——因为它们让他感觉很安全。他可能会开始以一种相当"恐慌"的行为方式表达自己的困惑。在本章和其他章节中，我们会探索以切实可行的方式帮助孩子尽早增进他对这个世界的理解。我们希望通过这些方式减少他的孤立感，以及减少他因焦虑、恐慌或愤怒爆发的行为。

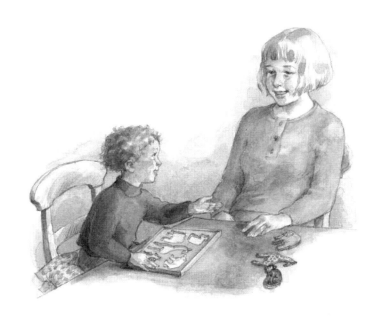

为什么孤独症儿童很难理解这个世界？

与正常发展的儿童一样，每一个孤独症儿童都有自己独特的个性。孤独症儿童的障碍程度因人而异，在学习障碍上的表现也各有不同。因此，有些孤独症儿童会比其他儿童更难"弄懂"这个世界。孤独症儿童很难像普通儿童一样在早期发展中出现如下能力。

- 注意他人
- 理解他人的语言和意图
- 与他人交流他们的需求和愿望
- 与人合作，并了解他们的期望
- 享受人们的陪伴，并想要加入其中
- 能够从实验性游戏（experimental play）中学习，而不是只沉迷于一两个活动
- 带着想法做游戏——例如，假扮游戏
- 灵活地应对日常活动

- 解释他们的一些感觉体验（sensory experiences）
- 了解日常活动的顺序，从而预测可能会发生什么事

我们该如何帮助孤独症儿童更好地理解世界?

帮助任何有特殊需要的儿童发展都会涉及以下两点。

- 首先，我们要尽可能仔细、详尽地评估他的薄弱领域，并利用这些评估信息制订一个非常个性化的方案，旨在弥补他的一些弱点。对孤独症儿童来说，这些薄弱领域可能包括与他人的沟通和互动，对此加以改善是优先事项，我们需要选择一些具体的目标帮助他进入下一个发展阶段。
- 其次，要考虑孩子的优势和兴趣，这样你就可以以此为基础，调整环境，在某种程度上补偿他的一些缺陷。例如，他可能非常擅长识别且深谙图片之间的差异。基于他的这种能力，我们可以借助图片解释要做什么——给孩子看图片，让他知道下一个活动是什么。后面会有更多关于使用图片和照片的内容。

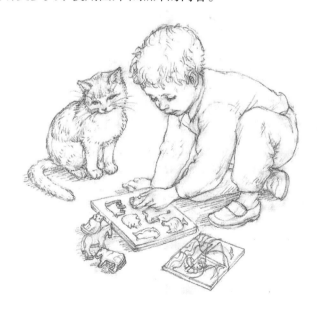

在接下来的两个部分中，我们会推荐一些能帮助孤独症孩子的实用方法，通过引入更多的结构（也就是意义）帮助他理解。第一部分讨论我们应该如何规划出对这个孩子最有帮助的内容；第二部分探讨我们可以做些什么让他在日常生活的方方面面过得更轻松。

所以，本章着重介绍结构如何帮助你和你的孩子，而"理解语言"这一章则强调语言本身，这两章会有部分内容重叠。

第一部分　制订个别化方案

计划好我们想要达成什么目标以及如何实现它，是非常重要的。首先，要准确地了解孩子能做什么、不能做什么；然后，可以确定想要促进和改变的事情的优先级，并设定足够小的目标，让孩子和我们都能够实现。如果我们能与所有关心和帮助孩子的人就新方法的使用达成共识，将会很有帮助。

如果没有计划，我们可能会发现自己每件事都想做一点，却从来没有完成过任何事。这意味着孩子体验不到成功，我们也体验不到。

找出孩子能做什么和不能做什么

这里的第一步是全面了解孩子在所有发展领域的能力：运动、语言和其他沟通方式、思维和社会行为。如果你的孩子已经接受过某种形式的发展评估，例如在儿童发展中心所做的评估，那么这就是专业工作者需要确定的内容。如果孩子还没有做过这种评估，那么你试着给孩子做一下，可能会有助于了解孩子的发展现状。这类评估通常需要考察不同的发展领域，具体项目可能包括以下内容：

- 一般的社会行为和情绪
- 模仿
- 听从指令
- 互惠游戏（分享、轮流和互动）

- 手眼协调
- 全身运动
- 表达性语言（孩子说了什么）
- 接受性语言（孩子理解了什么）
- 非语言沟通（即"语用"）
- 认知（问题解决）技能
- 假扮游戏（也叫象征游戏或想象游戏）

有时，我们能非常清楚地判断一个孩子能做什么和不能做什么，但在某些情况下，要做出判断却很难。"理解语言"这一章给出了一些例子。例如，在你说完"我们要去商店"之后，如果孩子走向门口，那是因为他听懂了你在说什么，还是因为他看到你穿上了外套，手里还拿着钥匙？

有时，可能需要更仔细地"检验"我们的观察结果，才能确定它们的真实含义是什么。例如，可以尝试在穿上外套之前、在他预料不到的时候说"我们要去商店"，让他无法根据情境猜测。这并不意味着我们在试图"找他的茬"，只是因为我们需要尽可能准确地知道他是否理解。他会利用情境进行猜测是件好事，但我们需要知道他是否也理解了这些话。如果对孩子的能力水平或理解水平有过高的估计，很可能让孩子面对超出他能力范围的任务，这样的做法并不能帮到孩子。

当然，孩子在很小的时候往往变化得相当快，所以我们需要定期重新了解孩子们能做什么不能做什么。这样做也可以让我们了解孩子正在取得的进步，并看到我们的努力是多么有效。

选择优先事项并设定目标

可能有很多事情是我们想让孩子掌握但他现在还做不到的，比如，多沟通，或者对各种玩具表现出更多的兴趣。还有许多我们希望他少做一些的事情，例如，生气时猛撞东西，或者想要一遍又一遍地观看同一张DVD。我们不能试图同时解决所有问题，所以，必须决定优先事项应该是什么。

优先事项的选择要充分考虑孩子和你的具体情况，它是非常个性化的。如果只需要一点帮助，孩子就可以把现在能做的某件事做得更好，那么可以把这件事作为一个优先项。例如，也许他会把你带到他想要的东西的附近，然后把你的手推向目标方向，但他还不会自己用手指着它。又或者，某件事孩子一旦学会了，就会助力他做很多其他的事情，那么这件事就作为优先事项。最典型的一个例子是，孩子学会回应被叫名字，他就会更有可能倾听你对他说的话。

你可能觉得让他少做某件事很重要，因为这件事会妨碍他做别的事情。比如，他总是坚持拿一个特定的玩具或物品，这就阻止了他探索其他事物。

在选择优先事项时，也要考虑你自己和你的需求。例如，如果你的孩子在夜里经常醒过来，这可能会让你更疲倦，也更易怒，而且可能意味着你没有太多精力陪他一起玩，这对提高他的沟通能力不利。

这本书讲的是以互动的方式运用"沟通框架"帮助孤独症幼儿，其核心主题是集中精力提高孩子的语言理解能力（接受性语言），发展他自己的沟通能力（表达性语言），并帮助他更积极地与他人交往（互惠游戏）。这意味着，在选择要发展什么新技能时，我们希望可以涵盖所有这些领域，除了口头语言，还包括非语言表达方式（比如，眼神交流和用手指认）。

商定使用什么方法

我们会在这里讨论一些可以用来促进沟通和学习的方法，或是用来避免或处理问题行为的方法，也会在其他章节进一步探讨相关的方法。

你需要与其他相关人员讨论你做这件事的计划，并与他们达成一致。与家里人谈一谈，也要与专业工作者交谈一下，比如，游戏小组或托儿所的工作人员、言语语言治疗师等。重要的是让每个人都知道其他人在做什么，只有这样，大家才会对孩子有相同的期望，并尽可能一致地处理他的问题行为。把你的决定记录下来是一个好办法，这样你就能记住想做什么以及为什么要做的细节，还能与其他人分享这些想法，你还要记录实际发生的事情。

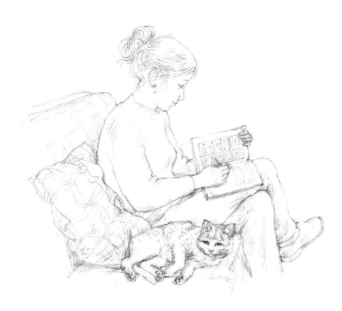

　　下面的表格内容取自约翰的个别化方案，描述了一个特定的发展领域（接受性语言）的目标，以及如何实现这些目标。

表4.1　接受性语言（约翰理解的语言）

目标	行动
1.约翰对自己的名字更加敏感，并且能够注意到其他人的招呼（口语和简单的手势）。	在与约翰交谈的时候，在句子的开头使用"约翰……"表明我在和他说话（也可以通过轻拍他的肩膀或者触碰他的脸表明这一点，并提醒他注意看）。 试着设计一个捉迷藏的游戏，即我躲在某个地方大声喊他的名字，让他能找到我（比如，躲在床单或羽绒被下面，或者躲在家具后面）。
2.发展他的"情境"理解力，并引导他把词语与特定的情境和活动联系起来。	伴随简单而恰当的语言，给约翰提供许多视觉情境线索（比如，到了该外出的时间，给他看他的外套或一张外套的照片）。 有时，我会试着给他一个没有任何情境线索或视觉线索的口头提示，看看他是否还能够做出回应。

（续表）

目标	行动
3.把简单的手势与情境联系起来（例如，表示"过来""坐下""给我"的手势）。	在说话的同时使用一系列简单的手势。确定使用一致的手势表达相同的意思（例如，招手表示"过来"，张开手表示"给我"），保证我们都使用相同的手势。
4.引导他理解简单的词语，包括名词（鞋子、外套、身体部位等），动词（如蹦跳、挠痒痒）以及其他词语（如向上、向下）。	使用简单的语言重复解说他正在做什么（例如，"穿上鞋""上去……再下来"），并强调句子里的"关键"词。 在约翰全神贯注地看图片（或照片）时，反复地给他正在看（或用手指着）的物体命名。尽量让这个过程好玩又有趣，可以参考以下做法：变换语调，或者说出这个词语及其相关的声音——喵呜！又是尝试轮换角色，即我用手指着，然后等待约翰命名。 坚持让他给我展示物品（例如，提问"××在哪里？"）。我会尽量列出一张他肯定能理解的词语清单。

第二部分 调整我们自己和环境

帮助孩子更好地了解世界有许多种方式，其中一个最重要的方式是提高他对接收到的信息的理解力。如果他发现自己很难理解世界的运转方式，那么我们就需要设法创建更多的结构帮助他。要做到这一点，我们可以从三条主要的路径入手：

- 明确我们和他说话时使用的语言
- 为他做好一天的规划，使其更具有可预测性
- 精心安排他的游戏和学习活动

明确我们使用的语言

之前，我们谈到了明确孩子能做什么和不能做什么有多么重要。我们也看到了，要了解他能理解多少语言并不是件容易的事。与孤独症儿童一起生活和工作的人，往往高估了他们的语言理解能力，并试图用一种过于复杂的方式向孩子传递信息。如果你打算帮助孩子尽可能多地理解信息，那么你真的需要根据他的能力调整语言。以下几点可能会对你有帮助。

● **和孩子说话时，一定要让他注意到你。**多数情况下，当我们与孤独症孩子说话时，他并不会注意到我们，事实上，许多家长一开始都怀疑他们孩子的听力有问题。之所以会这样，可能是他在忙着做别的事情，或者他只是没有听到我们说的话，或者他没有看到我们在和他——而不是和其他人——说话的迹象。与别人说话，通常需要把注意力转移到对方身上，而孤独症儿童要做到这一点，常常很困难。

要养成一个习惯：每次都把他的名字用在句子的开头，而不是句子的结尾，如"詹姆斯，穿上你的外套"，而不是"穿上你的外套，詹姆斯"。记住，在你叫他的名字之前，他甚至可能都没有觉察到你的存在，所以，在最后才叫他的名字，他可能会错过整条消息！你需要减少干扰，可能是关掉电视机，或是让他放下手头正在摆弄的玩具。轻轻地碰一下他，或者在你开始跟他说话时握住他的手，或者轻轻地在他的脸颊上吹气，可能都会管用。对他来说，所有这些事情都预示着：你即将对他说些什么，这样他就会在信息出现之前而不是之后做好倾听的准备。

● **使用较短的词组，并强调关键词。**在使用日常用语进行交谈时，我们说的大部分内容都是无关紧要的信息。也就是说，我们不需要逐字逐句地理解它。普通儿童很快就学会了先挑出重要的内容，再理解它的意思。孤独症儿童要做到这一点就困难得多，他们需要更多的帮助。对你的孩子来说，下面哪句话会更容易理解？

"那好吧，詹姆斯，我们为什么不关一会儿电视呢？然后我们可以去厨房，给自己弄杯喝的，再吃点东西。"

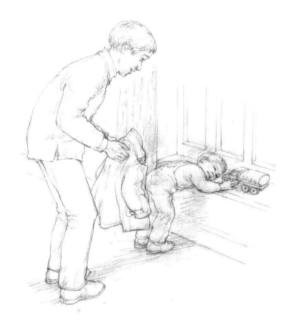

"詹姆斯……关电视……该喝点东西，吃蛋糕了。"

● **给你说的话添加视觉线索**。研究发现，孤独症儿童更容易理解可以看到的信息，因为这不需要他们理解语言。例如，当孩子看见厨房的桌子上摆了一个盘子和他的杯子时，很可能就明白了现在是茶点时间，可是，当他在另一个房间时，你朝着他大喊"茶点时间到了"，他就不明白你在说什么。当我们开始刻意使用视觉信息让消息变得更清晰时，这被称为视觉澄清（visual clarification）。视觉线索有几种不同类型，我们可以根据情境的不同以及孩子需要多少帮助，有选择地使用。

例如，我们可以一边告诉他正在发生什么事，一边给他看一个实物（object）。在上面这个例子中，这可能意味着我们在告诉他"茶点时间到了"的同时，把盘子拿给他看。一些家长觉得保存一批实物大有用处，可以在一天当中的不同时间点拿出来当作视觉线索。这些实物有时被称为"参照物（objects of reference）"，它们可以帮助孩子把词语与它所指的活动或者事件联系起来。

以同样的使用方式，我们可以把实物替换为照片、图片或符号（实物或活动的线描画）。如果孩子能看得懂它们，使用起来就更加方便。有的时候，在活动开始前，给孩子看一眼照片或图画就足够了；有的时候，孩子可能需要随身带着这些照片或图画。对一些孩子来说，在他们第一次认识图片或符号时提供可匹配的物品内容可能会提高他们的学习效率。例如，当你们在楼下的时候，你可以给孩子看一张浴缸或其符号的图片，然后他会带着这张图片上楼，并把它与你贴在浴室门上的相同图片"配对"。除了在开始熟悉的活动（比如，洗澡或上车）之前，一次使用一张图片外，你还可以使用两张或更多的图片解释一连串的活动，例如，"先吃晚饭，然后看电视"或"先去商店，然后荡秋千"。

这些例子包含来自默启通[①]词汇的符号。对有些孩子来说，你在超市、本地公园等地拍摄的图片或照片很有帮助。没有什么黄金法则，使用孩子和你自己都容易操作的东西即可。许多孩子真的从这些图片线索中受益匪浅。它们还可以被进一步做成"时间表"[②]，我们稍后就会讨论到。

● **清晰一致的手势与关键词并用。** 当你说"过来"时，可以做一个招手的手势，或者在说"你想喝一杯吗？"的同时，比画喝的动作。虽然对孤独症儿童来说，从我们的自然手势（natural gesture）和肢体语言中捕捉到这些线索并不容易（这也是为什么他们在指认方面有困难），但是，如果你有目的地、清楚地使用少数手势，他们也能从中获益。

● **手势语**（hand signs）也是如此，比如，那些来自默启通词汇的手势语，是对自然手势的延伸。当成人在说话的同时使用了手势，就是在给孩子提供视觉信息。成人可以说得更慢些，强调关键词，使用简短的词组，打手势时也可以慢些，这样可以给孩子更多的时间接收信息。

重要的是，我们使用手势帮助孩子理解，这并不意味着他一定会用手势回应你。有些孤独症儿童沟通技能的提高可能受益于使用了手势，并因为使

---

① 原注：默启通（Makaton）是一个语言项目，它使用手势、符号和语音帮助有学习和沟通障碍的人进行交流。（译注：原书展示的默启通符号受版权保护，中文版未展示，如有需要可访问默启通网站查询，网址是 www.makaton.org。目前国内比较流行的类似符号系统是 Broadmaker 软件。）

② 编注：有关时间表的制作可参考《结构化教学的应用》（华夏出版社有限公司，2019）和《孤独症谱系障碍儿童独立自主行为养成手册（第 2 版）》（华夏出版社有限公司，2022）。

用手势促进了口语的发展。然而，在儿童的发展过程中，自主使用手势的情况往往出现得比较晚。只有当我们确信孩子能够做许多其他的事情时，才可以鼓励他使用手势——这里所指的其他事情包括：理解很多物体的名称，理解一系列手势，能够模仿我们的动作，以及能够用手指出他想要的东西。

● **在这个阶段，避免使用开放式提问**。开放式提问是指有很多种可能的回答的提问，如"你想要玩什么？"封闭式提问是指你限制了可能性的提问，如"你想要自行车还是秋千？"

孤独症儿童很难做出选择，在口语交流中，他们往往可以应对封闭式提问，因为这种提问本身暗示了可能的答案是什么。

● **边说边演示你的意思**。也许有的时候，无论你说得多么清楚，孩子仍然没有回应。这可能是因为尽管你努力了，但他仍然不明白，又或者是因为他可能更愿意做别的事。有时，用身体引导他完成你想让他做的动作会很有帮助，例如，当你说"坐下"时，轻轻地把他带到椅子上，然后继续，就像是他自己做到的一般。我们会在安排游戏与学习活动的那部分内容中再提到这个办法。

规划好孩子的一天

孤独症儿童的一个特征是具有强烈的秩序感和常规意识。虽然我们需要小心谨慎，不要让这发展成制约家庭生活的僵化规则，但是可以利用这个特征安排好周围的人和事，让这个世界变得对孩子来说更容易预测（也更令他安心）。孤独症儿童之所以会焦虑或痛苦，其中一个原因是他们发现很难预测将会发生什么事，尤其是当他们的常规日程发生变化的时候。当你试图跟他们解释接下来要去做什么，或者为什么他们不能做自己所期望的事，或者他们可能要改为做什么时，他们通常也很难理解。

对年幼的孩子来说，熟悉的常规的确能让他们感觉到安全，并减少焦虑，对孤独症儿童来说，更是如此。当某件事成为他们常规的一部分时，他们就更容易接受它，也更加享受它。

结构和常规也可以帮助我们。如果你养成习惯，把孩子的互动游戏环节固定安排在每天午餐前半小时，你就不太可能会错过它。同样的，如果在每天早餐后，孩子开始看录像之前，留出时间让他玩玩具，那么你就可以继续做一会儿别的事，而不会觉得自己应该陪他一起做点什么！以这种方式分配时间，也意味着你可以合理安排自己想做的各种事情，并把更多的时间花在选定的优先事项上。

当孩子开始在一个结构化设计相当合理的托儿所或学校里学习时，你经常会看到他们的行为发生了巨大的变化，因为他们喜欢那里的一日秩序和常规。他们可以预测，当老师开始清理活动场地时，就到了他们坐在地毯上听故事的时间。他们知道，唱完歌之后，老师会要求他们把自己的椅子搬到桌边，喝点东西。除了熟悉这些每日常规，他们也开始逐渐对每周安排有了一些了解——一周分为上学日和居家日，有特殊活动时间，例如，每周在某个特定的日子会有一次游泳活动。当然，学校和家是两个不同的地方，你大概不会以如此有序的方式过你们的家庭生活。你可以利用一张简单的时间表去帮助孩子。

我们在上一个小节介绍了使用图片或符号"辅助"我们的语言。许多孩子认为，"视觉时间表"很有用处。如果孩子已经熟悉符号（或照片）代表的活动项目，你就可以开始利用它们教授他"先这个，然后那个"的概念，就像前面给出的那些例子一样。当孩子能更好地理解这个过程，并且积累了一定数量的符号词汇时，时间表就可以升级了。例如，你或许能够同时使用三到四个（或更多的）符号向他解释"先玩玩具，再看电视，然后洗澡，最后睡觉"。如果你们到了这个阶段，那么如何呈现这些符号就变得格外重要了。有些孩子喜欢把图片整齐地放在一个钱包里，方便随身携带。还有一种办法很好用——把魔术贴①贴在这些图片的后面，这样就能把它们固定在毛毡板上。你可能喜欢把这块毛毡板挂在厨房的墙上，并经常展示给孩子看。之后，他很可能会自己跑过去看一眼，查看接下来有什么事情。

---

① 译注：原文"Velcro®"直译为"维可牢®"，是一种尼龙搭扣的商品名，这里译成了中文语境中的常用叫法。

如果孩子确实很难接受（或很难容忍）常规的改变，这种系统可以非常有效地解释变化。例如，你们可能通常是在游完泳回家的路上去看望奶奶，但是今天（她去度假了）你们改为去公园。把这点标记在时间表上给孩子看，虽不能安抚到他，但他可能会多一些理解。事实上，如果能以这种视觉方式让孤独症儿童看到改变之处，他们会更容易接受。

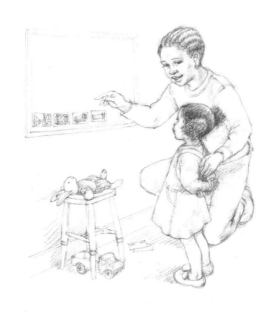

精心安排游戏与学习

我们在本书的其他章节探讨了早期社交游戏（"互动游戏"）和帮助孩子探究概念的游戏（"分享概念性游戏"）。有些时候，我们还需要考虑如何在孩子的游戏和学习体验中形成更多的结构。我们想尽可能地让孩子清楚地认识世界，想帮助他了解特定玩具（或活动）的玩法（或目的）和其他可能的选择，也想向他演示如何获取成功。

你可能会遇到一个问题，就是如何把孩子的兴趣转移到你挑选好的玩具或活动上。每天挑一小段时间，运用你已经学会的方法，专门陪他一起玩。这同样适用于互动游戏和玩玩具（可以以不同的方式进行互动）。选择一个合适的时间，在你不需要处理其他事情时，帮孩子学会预测游戏环节即将开始，例如，早餐后或在他洗澡的时候。请你尽可能地确保不会有其他事情分散他或你的注意力，并向他解释"到玩玩具的时间了。"

为了吸引孩子的注意力，从一个他最喜欢的玩具开始，可能会事半功倍——需要注意的是：你只会在这些游戏环节使用它，并且，在游戏开始之前就要把它展示给孩子看。一段时间之后，你可以把玩具换成前面描述过的符号（或图片）并展示给他看。经过了这一步，接下来，就可以把他带到准备进行游戏的场所了。

坐在一张小桌子旁，真的对许多孤独症幼儿很有帮助，这似乎促使他们变得有条理了，只在桌子上展示玩具，会让孩子能够把注意力集中在那个玩具上。端坐在椅子上往往能增加肌肉张力，这也能改善他的注意力。如果没有小桌子，或者他抗拒坐在椅子上，可以尝试把玩具放在一块素色的小地毯或一个大托盘上，注意：一次只放一个玩具。你要传递的信息是：这个玩具看起来是最有趣的东西，而这个场所就是他集中精力玩这个玩具的地方。这就是在利用他所爱的常规帮助他。

在安排游戏和活动之前要考虑一下你坐的位置。坐在孩子的对面，他会更容易跟你有眼神交流。如果桌子很小，你可能需要屈膝，保证不要高出他许多！

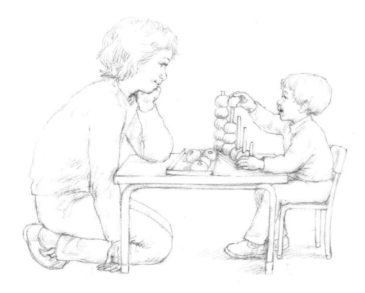

正如前面所说，最好是非常仔细地挑选游戏环节所用的玩具。如果它们是专门为这个环节准备的，就可能会更加激励孩子。刚开始时，挑选你认为孩子最有可能感兴趣的玩具，也许是能旋转的玩具，或是能发出令他满意的声音的玩具（在"分享概念性游戏"那一章会提供许多建议）。一段时间之后，可以开始挑选其他玩具，并用它们帮助孩子学习对他的发展具有重要作用的特定事物。

有一种操作方式通常很管用——一开始，把准备在游戏环节使用的玩具全都放在孩子看不见的地方，这样他就能专注于你想让他做的事情。把这些玩具存放在一个单独的箱子里，并摆放在桌子旁边，往往很实用。有时，准备另外一个箱子装那些已经"玩过的"玩具，效果也不错。这让孩子能够知道那些你打算在游戏中展示给他的玩具和那些已经玩完了的玩具都收在哪里。

在一开始，不要期望能做非常多的活动。如果活动太多，可能会让孩子感到厌烦或气馁，而他会把游戏看作一场斗争，你也很可能会这么想！从两到三个活动开始，然后以适合孩子的速度逐步递进。尽量在积极的氛围中结束每一个游戏环节。

太多的活动可能会令人沮丧，而一次活动做太多步骤或者一次步骤持续的时间太久也会如此。最好是从小步骤开始，然后在此基础上慢慢积累。例如，他可能觉得把各种形状的拼图块放进嵌入式拼图（inset puzzle）底板相当难，所以，当你把所有拼图都倒出来的时候，他马上就会感到沮丧。最好只取出一到两片拼图让他复原，他知道自己可以完成，最终也以成功结束。

尽管我们把这称作结构化的游戏和学习，但请记住，你们俩都觉得好玩又有趣才是最重要的。刚开始的时候，情况似乎并非如此，你可能发现孩子会抗拒，并且变得不开心或生气。这可能是因为他很困惑，不知道接下来会发生什么。常规应是孩子熟悉的，沟通应清晰易懂，遵循这两个原则，应该有助于解决这个问题。

任何的不情愿都可能是因为他投入的时间不够长，没有看到特定玩具带来的"回报"或快乐；又或者，他还没有体验到成功的滋味，甚至不知道自己什么时候成功过。需要好好设计游戏环节，尽可能让他感觉到有收获。要做到这一点，需要从他最感兴趣的活动开始。

你需要找到奖励孩子的方式，直到他学着去发现奖励就是活动本身。现阶段在每次活动结束时他都需要很多表扬，或者吹泡泡，或给一个音乐玩具上发条等让他觉得有趣的事物作为奖励。孩子不同，奖励的事物也不一样，选择什么样的事物作为奖励需要你发挥自己的聪明才智，在"分享概念性游戏"这一章中会有一些建议。记住，你不是在用奖励贿赂孩子让他合作，一定要让他非常清楚这一点，只有这样，他才能明白自己做成了一件事。

如果你已经选择了最有可能让他感兴趣的玩具，并向他仔细地解释和展示过你的预期是什么，还把活动分解成若干小步骤，也尝试过许多奖励，可是，他仍然抗拒或拒绝合作，该怎么办呢？再坚持一段时间。这可能是因为他持续做某件事的时间还不够长，他并没有发现其中的乐趣。你需要向他演示如何完成这个活动。可以把自己的手轻轻地放在他的手上，一起拿起嵌入式拼图块，把它放进底板里，然后奖励他，就好像是他自己独立完成的一样。这里也遵循同样的原则：让他感受到成功——我们会在"指认教学"这一章中讨论这一点。

如果仍然未能如愿，那可能是他还没有真正准备好接受这种程度的结构和这些要求。如果是这种情况，现在最好是把更多的时间放在结构更松散的互动游戏上，或者是以指示性不那么强的方式给他介绍玩具。例如，你可以把嵌入式拼图放在一边，留一到两片拼图块斜着搁在凹槽边缘，然后观察他是否会完成你已经发起的活动，也许就在你转身之际他就能做到了！你可以在稍后的某个时间点恢复使用更有条理的方法重复这个游戏。

第五章　指认教学

导　读

为什么要教指认？

孤独症儿童在所有的沟通方式上可能都会遇到困难，其沟通障碍不仅影响口语，还会影响手势和面部表情以及其他更微妙的肢体语言。普通儿童（和成人）在说话的同时也会运用肢体语言——既用来理解他人，也用于让他人理解自己。婴儿在出生的第一年就会用肢体语言进行沟通，他们会有意识地这么做，但孤独症儿童却不知道该如何用肢体语言进行沟通。

指认是儿童学会的第一个也是最重要的手势。一个指认手势就是一个人发出的一个信号，他想让其他人看到并理解它。通常，做这个手势的人会尝试与他的目标对象进行眼神交流，以确保对方已经接收到了信息。

许多孤独症儿童会伸出手去够高架子上他们想要的东西，当他们够不到时，可能会哭，但不会跟他们的家长有眼神交流——他们只会继续盯着想要的东西。家长经常把孩子伸手去够当成一个手势，然后会过来帮忙，这是自然而然就会发生的事。然而，伸手去够不是一个真正的手势，因为孩子并没有打算把它当作一个信号——对他来说，这只是一个没有产生结果的动作。

类似的，一些孩子会牵着爸爸或妈妈的手，把它放在他们需要父母帮助操作的东西上——水龙头、门把手或按钮——甚至把父母的手甩向他们想要伸手去够的架子。再强调一次，他们这样做真的不是向你传递信息，不会看着你确认你是否明白。这种行为有时被描述为"把你的手当成一个工具"，

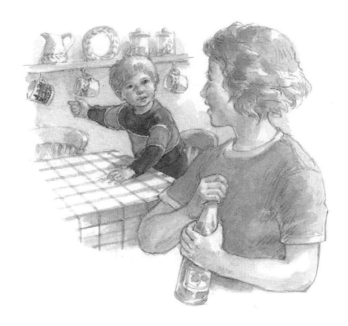

而不是向你寻求帮助。

- 要教指认的最重要的原因是我们希望孩子能认识到，沟通——向人们发出信号——对他来说真的很有用，也可能会给他带来快乐。我们希望他们能有目的地打手势，而大多数孤独症幼儿都没有意识到这一点。

为什么不直接教词语？

在语言的正常发展过程中，婴儿在发展出词语之前就已经会追随指认的手势，而且也会自己指认。事物按照特定的顺序发展通常是有逻辑原因的，顺势而为可以事半功倍。例如，当儿童在发展语言的过程中需要特殊的帮助时，如果遵循语言自然的发展顺序，这种帮助通常会更有效——除非有特殊的原因需要改变它。所有孤独症儿童的家长都渴望孩子和他们交谈。如果我们帮助一个孤独症孩子先学会了理解和运用肢体语言，那么当开始教词语时，他会学得更好，也能实现与家长之间的交谈。

普通儿童不需要教就会使用肢体语言，但孤独症儿童却需要教授。我们可以通过教授简单形式的肢体语言，为他们搭建好发展口头语言所必需的底层结构。

我们带着一个9个月大的普通婴儿出去玩，指向一只鸭子说："看！一只鸭子！"她的目光会追随我们指认的手指，而她获得的奖励就是看到了那只鸭子。更重要的是，她理解了我们的抽象信号——因为指认的手指实际上看起来并不像鸭子，鸭子这个词语的发音听起来也不是特别像鸭子的叫声。很快，一般是在她1岁生日以前，她就会自己用手指东西了，即使她没有说一个字，也会期待我们跟她一起看看。指认让她拥有强大的沟通能力，可以引起我们的注意。一旦认识到这一点，她对沟通的兴趣就会向前飞跃一大步，尝试有目的地用其他方式使用手势和声音，这可比只是哭泣要有效得多。

● 要教指认的第二个主要原因是让孩子明白发出一个简单的信号，就可以很快得到回应。

为什么不教他喜欢的东西的手势，比如"蛋糕"？

好吧，以后可能会教这个，但现在，我们只想教孩子一个手势，以免把他弄糊涂了。学习指认对他来说是一种全新的体验，为了避免混淆，我们只专注于教指认。此外，我们正在想方设法地让指认给他带来实际的价值。想想看，如果他打出一个"蛋糕"的手势，那么，在一天当中要准备给他多少次蛋糕？我们想教给他一个通用手势，无论他什么时候指认，我们都可以做出有意义的回应——如有必要，一天指认50次或100次都行。如此一来，他就会获得大量的练习机会。

● 要教指认的第三个主要原因是孩子可以将一个多功能的手势用于许多不同的情境中。不仅如此，多功能手势还意味着他可以指向他想要的任何东西，而不必局限于我们已经教给他的具体手势或词语所代表的东西。

还有另一个类似的原因，涉及孩子的语用水平。

我们成人很难意识到自己曾经不知道所有物体都有名字,没有哪个孩子天生就知道这一点。但是,许多正常发展的儿童在明白这一点之前,就开始会用手指认了。

- 因此,指认的第四大好处就是,即使你还不知道物体的名字,也可以有效地运用它——然而,在使用手语和口语前都需要先了解这些知识。

还有一个原因。普通儿童一旦开始指认,他们就不会只是为了得到物体而指认。他们发现,人们经常在把物体递给他们的同时命名:"是的,这是你的泰迪熊!"或"一杯喝的?"因此,他们开始了解到,物体确实有不同的名字,他们甚至可能开始不停地指认,只是为了听到物体的名字。有时,他们会指着说:"鸭?"或"什么鸭?"甚至是"那只鸭?"①对一些孤独症孩子来说,为了听到物体的名字,他们也会热衷于指认;对另一些孩子来说,这需要花更长的时间,但他们早晚还是会明白事物是有名字的,并因此准备好说话——无论是手语,还是口语。

- 所以,教指认的第五个原因是,它是孩子准备好学习字词和多样化词汇的基础。

切实可行的指认教学步骤

与正常发展儿童一样,孤独症儿童在各个方面也有差异。尽管他们的诊断结果相同,但是,他们有着不同的个性和不同的发展速度。

这意味着很难写出一本适合教所有孩子"如何做"的指南。所以,本章的编写以一系列步骤为线索。请你在阅读本章时仔细思考:你的孩子已经达到了哪个阶段,或者你是否还需要在某个特定阶段教他?例如,你确定他知道物体都有名字吗?还是说,他可能根本还不会伸手去拿东西?

---

① 译注:原文"'Da?'or'What dat?'or even'Dat duck?'"描述的是1岁左右孩子说的词语。这里"Da"和"Dat"是根据孩子的发音而拼出来的单词,本身无明确词义。结合上下文,推测是"duck(鸭子)"和"that(那)"的不完整发音。

如果你不确定孩子是否已经达到了某个阶段，很可能他仍然需要在现有的阶段上多加练习，然后你才能让他进入下一个阶段。

在每一步当中，都要设法达到这样一种状态：孩子已经习惯了这个新动作，无须提醒或演示，便能自发地去做。请记住，任何一个步骤对一个孤独症孩子来说都不容易，而且每一步骤的掌握都需要时间。马克·西格（Marc Segar）是一个有孤独症的成年人，他曾写道："孤独症人士必须以科学的方式认识非孤独症人士仅凭直觉就已经了解的东西。"这句话同样适用于学习沟通的每一个步骤。家长们则倾向于这么解释：他们不得不刻意地教孩子每一项新的沟通技能。所以，如果你已经教会了孩子自发地做某些事，但还是不得不经常提醒他，请不要感到惊讶，孤独症孩子就是这样的。

让我们从这个问题开始吧——大多数家长在被问及他们年幼的孤独症孩子是否能指认时，会说什么呢？

> "我已经试着一遍又一遍地向他演示该怎么指认了，他根本就没有注意到我。"

大多数家长都希望孩子会模仿他们，并能以此为乐，但是，孤独症儿童通常没有模仿动作的欲望（尽管有些孩子可能会模仿声音），一定程度上是因为他们无法以社交的方式与其他人产生共鸣，而他们可能会模仿的唯一原因，只是让玩具能动起来。然而，指认并不能让玩具动起来，因此他们不明白"指认的意义"。

可能我们在孩子面前指认了几个星期或几个月，他还是不明白为什么这样做，所以，我们需要帮助他亲身体验一下指认是什么感觉以及它为什么有用。

如果你孩子的情况并不符合以下三点描述，我们下面就会讨论你应该做什么。

- 他已经18个月了，甚至更大，但不会指认。
- 他的确会用食指（与他的大拇指配合）捡起葡萄干或巧克力碎片之类的小东西。

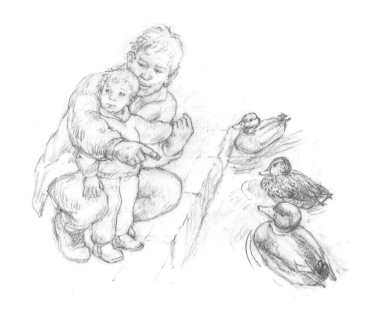

- 如果他想要的东西略微超出他触手可及的范围，他确实会伸手去够。

我们需要让孩子意识到他的食指是一根"特别的"手指

通常情况下，在孩子11个月左右时，食指会以两种不同的方式变得很"特别"，随着身体发育孩子逐渐可以区分食指和其他手指并学会使用它们，在之前她是做不到的：

- 她可以把大拇指和食指相捏，以"钳形抓握（pincer grip）"的方式捡起小东西。
- 她可以用食指去指认。

钳形抓握不是一项社交技能，孤独症儿童根本不可能会在这方面滞后，但是，他们通常会在指认这项社交技能上严重滞后。（一些孤独症孩子的确会用手指，但他们的"指"是非社会性的，没有意义。后面会再回到这个话题。）

触摸式指认与远程指认

指认分为两类，两类的发展都需要我们推动。触摸式指认（tough-pointing）是指孩子用他的食指而不是整只手触碰物体。最明显的例子就是，当你给孩子看一本图画书时，他会在你命名的同时触摸图片中对应的物体，或者在你说"哞！"时触摸牛的图片。

触摸式指认通常最先出现，因为它不那么抽象。它可以帮助孩子越来越清晰地觉察到自己的食指——因为他能感受到手指尖传来的触感。如果触摸式指认没有自然发生，可以给孩子提供这方面体验的机会。

如果他愿意和你一起看一本书或插图目录（如果他不想靠你太近，可以让他坐在你旁边的沙发上），请鼓励他做触摸式指认——也许是在他有点小瞌睡的时候，或者是在他漫不经心的时候。当他把手放在图片上时，想办法握住他的手，再把他的其他手指往下弯（卷在他的手掌里），如此便只留下食指在触碰图片。动作要轻柔而迅速，以免他抗拒，但要让他把食指按在书页上，意识到自己在使用食指，然后松手。你可以每天都安排这样的指认环节，给孩子提供大量的练习机会，并想办法让这一过程像游戏一样有趣。比起命名，大多数孩子更喜欢模仿动物的叫声。

你也可以用你们俩的脸做媒介，和他玩触摸式指认和命名的游戏，并在过程中做同样的事；记住，在这个阶段，触摸式指认应该比命名更重要。

试着在孩子的周围放置各种他可能会捡起来的小东西，选择对他有吸引力的东西，其中一些可能是食物。当他伸手去捡一个东西时，把他的手指卷向掌心，只留下食指是伸直的，用食指碰一下那个东西，这时候，食指应该紧紧地绷直了，他会留下触摸的"身体记忆"，然后再让他把它捡起来。你可以给这个东西命名，但不要指望他也会这样做。

你可以快速地把孩子的手指往下一弯，只留下他的食指让他能触碰到想要的东西，然后再让他自己去拿起。你的目标是让触摸式指认最终成为孩子的一种习惯，到那时，他就会觉得指认是一件很自然的事。当然，现在这种情况下的指认并不十分自然，这是在为他进入下一个更重要的远程指

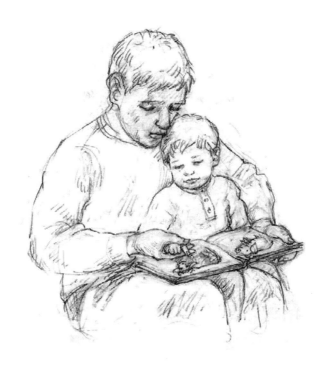

认（distance-pointing）阶段做准备。只要他能适度地容忍你经常弯曲他的手指，你就可以继续这样做。

远程指认是一个更抽象也更社会化的手势，孩子最终会以此寻求你的帮助。

这一次，多挑选一些能吸引他的物品——即使它们离他有一段距离，他也可以轻而易举地看到它们。有些可能是他会有点痴迷地握在手里或用手指摆弄的东西，有些可能是闪闪发光的或是在视觉上吸引人的东西，有些可能是他最喜欢的玩具或食物。把这些东西分散在房间各处，让孩子随时可以看见它们，但是又够不到它们（距离他不能太远，要确保他不会因气馁而不去伸手拿）。

等待孩子伸手去拿。在他伸手的那一刻，握住他的手，并用食指点一下（但不要碰到物体），用他的名字起头："丹尼尔，指一指！"接着立刻把他指着的东西给他。这一切应该以迅雷不及掩耳之势完成，让他来不及反对你——快到他以为是自己指了，而你回应了他。让他体验到你真正想让他自发地做什么事，这是你的目标。更重要的是，让他从这种体验中发现，指认是得到他想要的东西的一个特别好的方式。

尽可能地经常把他用手指出的东西给他，这一点十分重要（不过显而易见，你不可能把月亮或飞机送给他！）。他需要把指认当作一种有意义的手势学习。每一天，你都可以让有意义的指认发生很多次。如果孩子在托儿所或学校，老师也可以以同样的方式操作。它让孩子能够获得他所指的东西，这让指认在他眼中有了意义，有时，这意味着打开一扇门或推他坐的秋千一把，而不是真的递给他一个东西。不要忘了叫孩子的名字，并以一种愉快的声音告诉孩子他做了什么："丹尼尔，指一指！"

有些孩子需要比其他孩子多花时间才能学会指认，甚至要花更长的时间才能稳定而又自发地指认。不过，坚持下去是非常值得的，因为孩子终于有了一种与他人沟通的手段。指认可以为他的后续发展奠定良好的基础。

当孩子越来越习惯于指认，并且开始自发地指认时，不要急于揪住他不放，要给他留点自主指认的空间。现在，如果他忘记了，你可以试着对他说："丹尼尔，指一指！"这就是为什么早些时候你要对他说这句话的原因——这样你就可以提醒他了。

偶尔，你可能会发现孩子开始仿说"指一指"这个词，有时他虽然重复了"指一指"，但实际上自己并没有指认。如果发生这种情况，说明他开始准备好说话了。请坚持使用指认的手势，但要注意扩展他仿说的内容，使其更像是在交谈。你可以说"是的——指一指杯子"，或者把杯子替换成其他东西。

有选择地指认

帮助孩子练习指认（包括触摸式指认和远程指认）有一个好办法：让他从两个东西中选出他想要的那一个。一般情况下，这种方式能让他在一天当中指认很多次，在某种程度上，问题的关键在于尽可能地让他做选择，而不仅仅是提供一样东西。

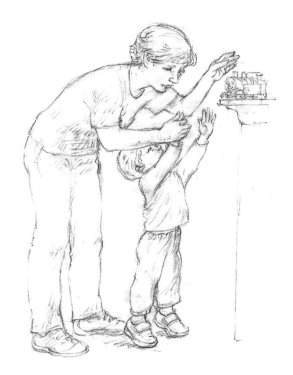

　　给孩子提供额外的指认机会，让他习惯做选择，有更多能够与你协商的感觉，这会增进他对沟通目的的理解。提高他沟通质量的首要任务之一是实现协商。

　　如果想给孩子选择权，在用餐时间最容易实现。你可以倒一杯橙汁和一杯牛奶，然后问"橙汁还是牛奶"，分别强调每一个词，并指一指对应的杯子，或者（如果你两只手都拿着一个马克杯的话）与问话同步，把对应的杯子往前推一点点，或者可以使用牛奶包装盒和橙汁瓶子，只要方便辨认就行，然后等孩子指认，并马上用他的选择奖励他。如果他没有指出来，试着再给一次，不要轻易放弃！显然，他是用触摸式指认还是远程指认，取决于你拿着的饮品距离他有多远。

　　他只有在会一些自发的指认之后，才可能完成这一步，因为当你握着两个选项时，要想辅助他的手做指认可不容易。或者，如果他还没有完全达到这个阶段，你可以找另一个人帮你，一个人提供选项，而另一个人（从孩子身后）辅助他的手做指认，尽量不要太突兀，以免让他反感。你可能会发现，在这种情况下，让孩子坐在自己腿上练习更容易。

这只是一个常见的如何让孩子做选择的例子。你还可以在"蜂蜜还是果酱""这本书还是那本书""苹果还是香蕉"或任意两个东西之间让孩子选择。即使你知道可能的答案，但仍然要给孩子选择的机会。

可以把这个做法泛化到其他情境，诸如"蓝色袜子还是绿色袜子""这个玩具还是那个玩具""托马斯·坦克①还是邮递员派特②"……你会开始考虑如何提供明确的选择，例如，提供各种小包装的麦片让孩子选择。如果幸运的话，你还会发现，给孩子选择权可以让他少发脾气。

他是在用手指，但看上去不太自然

手指指认本身并不是一个完整的手势，普通儿童用手指，看着你（进行眼神交流），并发出一个声音（或词语），共同构成了一个三合一的复杂手势。对孤独症孩子来说，我们需要一点一点地教授这个复杂手势。请记住：真正的眼神交流意味着要看着对方的眼睛（共享眼神），而不仅仅是看着对方的身体。

你可能要等上很长时间，孩子才会在指认的同时进行眼神交流，所以，要不断地为他创造体验的机会。一旦他有了想指认的迹象，就把你的脸对准他的眼睛，这样你便可以竭尽全力地与他做眼神交流了。有时这会很难实现，因为他可能会试图回避你的目光，但要坚持住。用手指并不是一个真正的手势，除非它是传递给某人的一个信息，而看着你，就表明这是给你的信息。可以把他现在指着的东西给他，作为对他边指认边看一眼的奖励，注意要等到他在你的帮助下看了一眼之后，再把东西递给他。

他可能会先看你一眼，因为他很惊讶于你居然没有把他现在指着的、期望得到的东西立即给他，但很快他就会习惯在用手指的同时看你一眼。

---

① 译注：托马斯·坦克（Thomas Tank）是英国经典系列动画片《托马斯和他的朋友们》（Thomas the Tank Engine and his friends）的主角。

② 译注：邮递员派特（Postman Pat）是英国经典系列动画片《邮递员派特叔叔》的主角，动画片讲述了邮递员派特在格林代尔村寄送信件包裹的冒险经历。

接下来，你们可以进入发展这个手势的第三阶段——加入声音或词语。在这个阶段，特别是在孩子还没有掌握多少词语的时候，你需要减少所用物品的数量，以免他刚开始就因为涉及的生词太多而备受困扰。

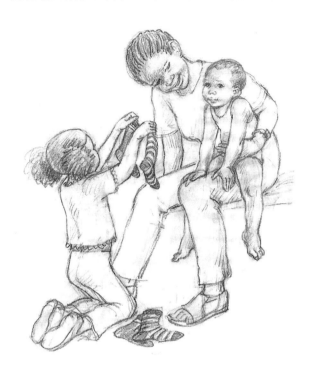

当你把他指着的东西递给他，并进行眼神交流时，要非常清楚地给这个东西命名，"这是一杯喝的""这是一个球"。务必事先选定好要使用的词语。如果不止一个人在教他，则尤其需要提前约定好物体的叫法。如果他最喜欢的一些东西没有一个公认的名字（例如，一个"手拍"或一个"扭扭乐"），他会感到非常困惑。在这个阶段，我们需要保持用词一致。

同样，请在说完之后等一会儿，让孩子有时间回应。你希望他最终能模仿你说的话，但他暂时还做不到这一点。起初，他只要能发出一个响声就很好，他在这个阶段可能只是模仿你的嘴部运动，大多没有任何声音。渐渐地，这个声音可能会变得越来越像你说的那个词的主音节，甚至就像那个词本身。请按照孩子的节奏推进，不要让他负担过重，因为这一切对他来说很不容易。

请不要忘记，有些孩子有特别严重的言语障碍，无论我们怎么努力，他们也无法开口说话。对于这些孩子，我们要寻找替代方案，因为他们的反应表明说话对他们来说太难了。指认给了孩子说话的机会。孤独症儿童和其他儿童一样，可以通过指认体验在沟通理解上向前跨越一大步。

应对不那么简单的情况

如果孩子已经会使用一些词语，还要教他指认吗？他需要指认吗？

是的，指认（尤其是当你添加了眼神交流时）特别有助于你为孩子提供一个"共享注意"和"共享理解（shared understanding）"的框架或结构。对普通儿童来说，他们最宝贵的社交体验之一就是看见或听到某个事物，然后与另一个人分享。接下来，共享注意很快就会变成共享理解——毫不夸张地说，共享理解是沟通的奠基石。

孤独症儿童常常是注意到了，但不会分享注意。与言语相比，指认和眼神交流能让他们更清晰、更明显地感受到分享。

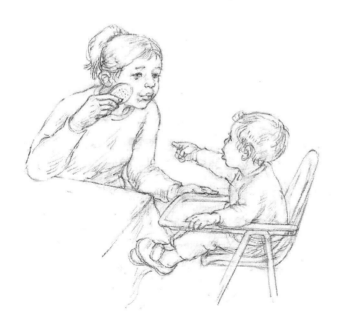

如果孩子已经在指认了，但他似乎不知道自己
为什么这样做或这意味着什么，怎么办？

有些孩子已经学过指认，但之前没人确保他们能得到自己用手指的东西，所以他们只学会了把自己的手指放在那个位置，却不知道为什么。对这些孩子来说，这就好像他们只是学到了像拍手或弹手指一样的特殊习惯，因为与沟通无关，所以这样的指认对他们的发展毫无益处。

还有一些孩子痴迷于模仿本身，他们会模仿从电视上或从其他人那里看到的动作，包括用手指物，但没有理解其中的含义。如果我们为这种指认赋予更多的意义，就可以把它变成一项很实用的技能，但在假设变成现实之前，它对这些孩子不是很有用。

如果孩子是在无意义地指认，那么你需要花大量的时间，用之前介绍过的方法强调指认的意义（即奖励）。你也需要重视社交层面的触摸式指认，选一本动物图画书，和孩子一起看，在阅读过程中指一指动物插图，等待他模仿你这样做（或者辅助他用手指认），然后用模仿动物的叫声作为奖励。那些只会无意义指认的孩子亟须破旧立新，因为他们在过去只学会了为了指认而指认，现在却需要丢掉这种旧习，对他们来说，这种社交层面的指认练习尤为重要。

你会经常发现自己看不出孩子在指什么。事实上，他自己也不知道自己在做什么——他的指认与想要什么东西无关。请忽视这些毫无目标的指认，但给他充足的机会伸手拿东西，并以寻常的方式帮助他把伸手拿改成用手指。重要的是，只有当你可以看出他想得到那个东西的意愿时，才奖励他。

要孩子改变已经形成的习惯总是很难，但如果坚持不懈，你就会成功。

如果孩子未满 18 个月，怎么办？

主动指认通常在孩子11~12个月时出现，通常这个时候孩子也会用大拇

指和食指捡小东西了。或许孩子只是发育有一点迟缓，而沟通能力并不滞后。看看他是否能用大拇指和食指捡起葡萄干。如果他能做到这一点，但不会指认（而且也不会追随你的指认），那么他就是沟通滞后，你可以尝试前面介绍过的方法。不要忘了他还很小，可能不太有耐心，所以不要把他逼得太紧。如果他运用食指的能力有些落后，那么需要额外花时间让他意识到他的食指是一根"特别的"手指，并帮助他意识到食指与其他手指的不同，方便他捡东西和触摸式指认。

勤加练习食指动作

与其他事情一样，如果练习很有趣的话，效果就会更好！试着把所有练习内容都融入游戏中，或者以其他方式给予奖励。

要千方百计地为孩子提供丰富的运用食指的机会，这既涉及食指本身，又包括与大拇指相关的功能。请试试以下操作：

- 孩子坐在你膝上游戏的时候，或者在休息的安静时刻，用他允许的任何方式，挨个刺激他的每一根手指。用你的食指挠一挠、轻轻弹一弹他的手指；当你发出嘘声时，用他的食指触碰你的嘴唇，轻轻地咬它，往他的食指尖吹气；让他用食指拨弄你的鼻子。你可能会发现，在这么玩的时候，你们有很好的眼神交流，这是一份意外的收获。许多孤独症孩子在玩打闹游戏期间都能进行眼神交流，但只有在安静的休息时间进行的眼神交流才更接近于真正交谈时的眼神交流。

- 给这些活动配上一段无意义的哼唱，把它们变成一个有点仪式感的游戏。比如，在哼唱"Tikki, tikki, tikki-puh, puh, puh"的同时，用自己的食指轻弹他的食指，然后再把他的食指放到你的唇边；或者用他的食指划过你的嘴唇，发出"印第安人战斗呐喊"式的叫声。（这更接近于之前描述过的互动游戏。）

- 把黏性糨糊和少量水性颜料混合在一起，铺在纸上，握住他的手，用他的食指画直线和曲线。你也可以准备些手指颜料让他用他的手指在其他质地的材料上涂鸦，如湿沙上，甚至是熟石膏上。当石膏凝固时，他的手指痕迹会留在上面，他很可能会喜欢用手指在自己制造的通道里摸索，用手指摸摸里面的洞，或者用一根手指推着可食用的球（如茴香球^①）沿着通道滚动。让他在像砂纸一样的物体表面刮指甲。用有纹理的纸张或布料制作一本小"书"。

- 在洗澡时吹泡泡，向他演示如何用一根手指戳破它们。让水龙头的水滴进一个小漏斗里，然后教他如何用食指堵在管子末端阻断水流。让他在软化的肥皂上刮出痕迹。

- 用一个碟子装上白砂糖，把他的食指弄湿，教他怎么用手指蘸糖吃（或者尝试蘸细小的蛋糕屑，或任何他喜欢的食物），只能用湿手指触碰。

- 玩游戏：用你自己的食指和大拇指"啄"东西——你在这么做的同时，也要发出有趣的鸟鸣声。看看他会不会让你握着他的食指和大拇指用同样的方式轻"啄"，或者他会不会自己这么做。试着在指甲上贴一张小的彩色标签，以突出食指。

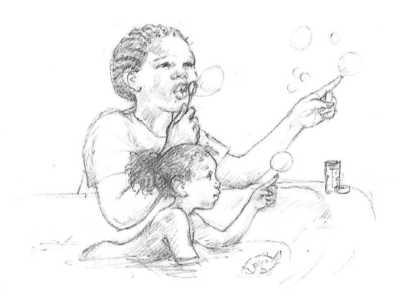

---

① 译注：茴香球（aniseed balls），一种以茴香油调味的传统硬糖。

- 他现在可能准备好要用食指和大拇指捡东西了。你撒的食物块要非常小，这样他就不得不用捏的方式捡起，而且这些食物的味道也要是他喜欢的。

只要能独立地使用食指，他就做好了指认的准备。如果他仍然需要食指练习，那么请准备更多他可能喜欢用手指触摸的东西——"分享概念性游戏"这一章的内容可能会帮到你。

如果孩子从来不伸手去拿东西，怎么办?

要想让他用手指指认，确实需要他先伸出手。如果孩子不会伸手，请仔细想想为什么。

可能是因为他非常痴迷于一两件事（如摇门或转动三轮车的轮子），而不想要其他东西；也可能是因为他非常被动，对任何游戏都提不起兴趣，只喜欢来回奔跑；又或许是因为他不喜欢努力伸展手臂。

一旦想到了可能的原因是什么，就要采用相应的办法处理。如果他摇门，可以把门锁上一会儿，让他不得不寻找其他可以摇晃的东西，让他试一试硬皮书、可以摆动的纸，以及开着门的小汽车，或者一个带绳子的球，甚至可以尝试翻阅旧的目录册或电话簿。

所有这些东西都给人一种相似的视觉感受。如果他转动三轮车的轮子，马上把三轮车收好，然后给他其他小点的东西让他转，如各种盖子和玩具车的轮子。找一找周围的视觉物体和反光物：全息塑料玩具、塑料弹簧、一个小手电筒或者一串闪亮的金属纽扣。也许你会认为这是在给孩子提供新的痴迷物，担心他深陷其中，但是，有些痴迷物比其他物品更有意义，如果它们可以成为发展能力的基础工具，使他不再漫无目的地跑来跑去，便可以给他。

如果你确信孩子不会伸手纯粹是因为不想主动，可以试着在打闹游戏中让他熟悉这个动作，你来回地拉伸他的手臂，使他体验到"被动的伸展"。开始的时候，也可以把他可能想要的东西放在很近的位置，让他不必把手伸出很远。在接下来的两到三周内，再逐步增加物品与他的距离。

我不应该教他来追随我的指认吗？

是的，当你在和孩子一起看一本书，并触摸式指认图片时，你已经在给他练习的机会了。对于普通儿童，追随指认通常先发展起来（在指认之前），但对孤独症儿童来说，这比指认要困难得多。

如果你指着的东西在一个空背景中非常醒目，比如，天空中的一架飞机、一只鸟、一个热气球，或黑暗背景下的路灯，儿童会追随你的指认，或者可以试着指向他已经在盯着看的东西。你需要把手臂靠近他头的一侧，这样他就可以沿着你的手臂，越过你指着的手指仔细看。

一个棘手的问题在于，许多孤独症儿童即使再努力，也真的很难从杂乱的背景中辨认出他们想要的东西，所以直到很久以后，你才可能成功，到那时，可以给他更多的言语线索提醒他看哪里。请记住，对他来说，学会自己指认更重要，因为这才是真正的沟通能力。

本章推荐的一些活动，对孩子和你自己来说，都相当有趣。"指认教学"听起来是一件颇为严肃的事情，但是，如果能设法维持轻松愉快的氛围，它会帮助孩子在成功地学会指认之前，就在和你一起玩耍的过程中找到真正的乐趣。一旦开始有意义地指认，他就有可能对从你那里获得的其他体验更感兴趣，也会更积极地希望你为他提供娱乐和互动活动。曾经有一个家庭对他们的孩子通过指认所获得的"交谈"兴致印象深刻，于是他们在他卧室的墙上贴满了杂志图片，让他也可以指认这些图片，再逐渐给它们命名。由此他获得了另一个重大进步——他不仅仅是为了得到东西而指认，也是为了表达意见而指认。

试着表达意见可以让孩子更融入家庭的社交世界，这正是我们在这个阶段对你和你的孩子的殷切期望。

第六章　理解语言

导　读

　　孤独症儿童通常在口头语言的理解上存在相当大的困难。他们还难以理解手势和面部表情等肢体语言。普通儿童天生就会把他人的肢体语言作为额外的线索帮助他们理解。不知道或不确定口头语言和肢体语言的含义，必定会让一个孤独症孩子对其他人的言行感到非常困惑。

　　与孩子最亲近的人普遍认为，孩子的理解力比实际表现出来的要更好。有些孩子善于找出隐藏在物体、动作和情境中的额外线索，或者很擅长记住常见的活动顺序。例如，孩子看到你拿出了他的浴巾和睡衣，于是他知道要

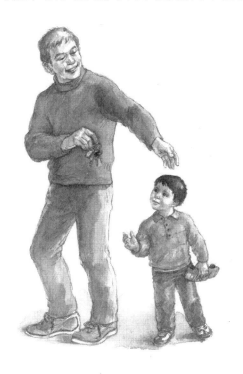

去洗澡了。然后，当你说"来吧，洗澡时间到了"时，他似乎听懂了你的话。当孩子处在那些熟悉的情境中时，你这样认为没什么关系。然而，在他并不理解的时候你认为他懂了，会导致对他期望过高，而在有些情境中，他是真的不明白正在发生什么或者为什么会发生某些事。

配合额外的线索，使用简单的词汇和短语解释某件事，与孩子协商或指导孩子，在多数情况下，能让他感到自信、安心，甚至可以解决某个似是而非的"行为问题"。例如，有一天，你告诉孩子"到洗澡时间了"，但你并没有提前拿出毛巾和睡衣，结果，他可能看起来像是没听见或"不服从"你。当他不明白发生了什么事，或者搞不清楚你为什么好像在生他的气时，他甚至有可能会发脾气。如果你能做出解释并向他展示你的意图，还帮助他在这些时候"合作"，那么经过几周或几个月的时间，通过大量的重复体验，他更有可能学会理解这些言语的实际含义。

孤独症的本质意味着你几乎不可能准确地计算出孩子能理解多少语言。语言测试通常不起作用，孩子的反应可能每天都不一样，他在评估情境中的表现可能与他在一个更熟悉的环境中的不一样。这是因为孤独症儿童并没有意识到他应该在测试中尽最大的努力！他们只会在你抓住了他们的兴趣时付

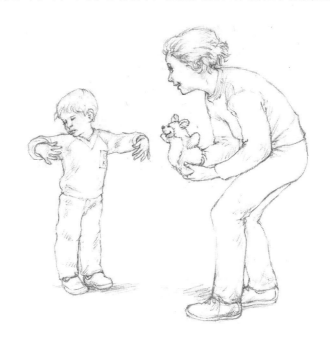

出努力，在他们愿意的时候集中注意力，而且即使是在以游戏为基础的评估中，他们也可能看不出合作的意义。

本章的主旨是你要增强意识和提高洞察力，这样就可以帮助孩子更好地理解你对他说的话，以及他周围的社交世界。具体方法可能包括：给他额外的"线索"，如物体、图片、手势或手语；使用简单重复的语言；让一些情境更容易预测。

开始本章内容前请思考：当无法理解某件事时，我们的感受如何，以及什么可能会帮到我们。

很难听懂其他人在说什么，这是一种什么感觉?

下面这些情境，我们或多或少都经历过一些：

- 如果我们听到人们在用一种完全陌生的语言说话，我们的大脑往往会"关机"，并非常迅速地停止倾听。
- 如果我们知道一些这种语言的词汇，我们可能会更加努力地听这些词语，并试图理解他们在说什么，但这样做非常累人，而且很难坚持几分钟以上。
- 即使是听我们的母语，如果说话人带有浓重的地方口音，与我们自己的口音迥然不同，也会让我们很难跟上对话，更别提理解了。
- 当别人使用专业术语（如医学或计算机术语）时，我们可能极难跟上谈话，会"屏蔽"信息，并放弃倾听。
- 如果我们知道获取信息真的很重要，或者如果我们担心自己看上去"很傻"，我们可能会开始感到焦虑，而焦虑又会使集中注意力、理解和记忆变得更加困难。

什么有助于理解?

在上述所有例子中，说话人或许能够帮助我们理解得更多。例如，他们可以：

- 说得更慢、更清楚
- 使用更短、更简单的句子
- 重复或重新表述他们已经说过的部分内容
- 运用手势或哑剧动作说明关键词
- 运用明显的面部表情和戏剧性的语调表达他们在言谈之间传递出的情绪和情感
- 当他们说到某个词语时，展示对应的物体或图片
- 画一张图表或地图澄清某件事
- 以书面形式迅速记下一些关键点，方便我们日后可以查看

最重要的是，让说话人知道我们在理解上遇到了困难，这样他（或她）才能根据我们的年龄、经历和知识储备状况，提供最有用的线索。以上帮助方式，其中一些可能会对某类孤独症儿童特别有用。我们的工作就是找出最适合孩子的方式。

普通儿童如何学会理解语言

通常，儿童从一出生就对人、对人所做的事和所说的话感兴趣。他们会观察人脸和动作，倾听不同的声音，对穿衣、洗澡和用餐等日常活动充满了兴趣。他们从很小的时候就开始参与没有言语的小游戏和"交谈"（详见"互动游戏"一章），在他们能听懂实际的言语之前，这些方式可以帮助他们熟悉和理解其他人的手势、面部表情和行为。

这些日常游戏和常规活动往往伴随着简单而重复的语言、夸张的语调，而且说话的时机大多与动作完全吻合。

例如：

家长可能会把婴儿举起来，又开玩笑似的把她荡下来（或滑下来），同时反复吟唱着："飞起来了，飞起来了，飞起来了，你又下来咯！"[1]

---

[1] 译注：原文"Up up up and down you go！"的字面意思是"向上，向上，向上，你又向下了！"结合中文游戏语境对语句做了调整。

　　当孩子吃完一口饭时，他们也许会说："再来一勺——吃进去了。吃——吃——吃！"①

　　而在洗澡时间，他们会说："让我们洗洗肚子。开始咯——洗洗你的肚子！"

　　普通儿童经常在熟悉的语境中听到这些词语和短语，所以她逐渐认识到，在她听到的声音与它们所指的物体（或动作）之间存在着某种关联。大约1岁的时候，她意识到，人和物体都有名字，而且她可以通过用手指、看和询问的方式了解它们。她也学会把词语和短语与简单的动作联系起来，她还可能很享受人们在某些时候给她的反馈，例如，她对"拍拍手"或"你的鼻子在哪里呀？"做出了回应，或者跟着一首最喜欢的歌做一个动作。通过这种方式，她开始积累接受性词汇（receptive vocabulary，即她听到的或理解的词语）。她理解的词语总是远远多于她积极使用的词语。

　　在早期阶段，幼儿会锁定语言中的单个关键词：他们听到的用强调口吻说的词、特别有意义或特别让他们有收获的词。有时，小短语被当作一个整体学习，例如，一个会用拍手的动作回应"拍拍手"的婴儿，在遇到有人只说"手"这个字的时候，不一定能理解"手"的意思。

　　理解〔在语言领域被称为理解力（comprehension）〕的一般发展，是一个漫长而复杂的过程。我们很难精准地确定理解是如何发生的，每个孩子的发展路径也会略有不同。然而，几年之后，这些事会组合在一起（不一定是按这个顺序）。

- 孩子积极主动地理解他人及其言行举止，因此，熟悉的词语和短语渐渐对她产生了意义，而在早些时候，它们更像是日常生活和游戏中的"背景音乐"。
- 在对她有意义的情境中，她利用她所能看到的（视觉线索）帮助自己理解正在发生什么事，也帮助自己学习突然出现的生词。
- 她开始掌握早期概念（early concepts）和与之相关的语言——例

---

　　① 译注：原文"One more spoon – in it goes. In –in – in!"的字面意思是"再来一勺——它进去了——进——进——进！"，结合中文语境对语句做了调整。

如，事物会消失（"不见了！"），也可以被再次发现（"在那里！"）；物体可以有不同的尺寸（"大"与"小"），可以朝不同的方向（"向上"与"向下"）移动；物体可以有不同的数量（"一个""两个""许多"），等等。

- 随着记忆力的提高，她迫不及待地想知道更多事物的名字、每个词语的意思。她可以通过眼神交流、指认和咿呀发声"索要"这些信息。再长大一点，她还能以询问的语气，运用诸如"那个？"或"那……什么？"之类的词语或短句获取这些信息。

- 她的接受性词汇（她能理解的词语）持续增多，包含了更多关于动作、活动、地点、位置的词语和描述性词语，以及涉及"抽象"概念的词语（如"很快"或"好"）。

- 在早期，她会从自己听到并理解了的句子中挑出一个关键词。例如，当我们想让她配合"我们现在上楼去吧，因为洗澡时间到了"的要求时，只要她能听懂一个词（"上楼"或"洗澡"），同时看

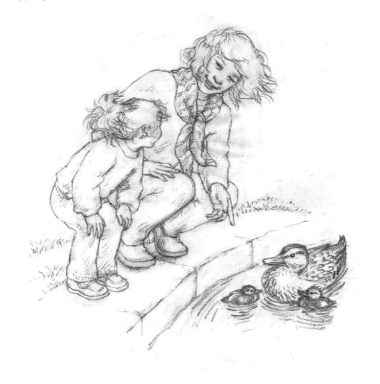

到你正在做准备，可能就足够了。后来，她可能会理解两个，甚至更多的关键词（最终理解一个句子中的所有词语），而无须依赖额外的视觉线索。

- 通过把更多的接受性词汇、记忆和关于世界的知识融为一体，普通的学步儿能够泛化已经学到的东西。换而言之，她能运用自己的已有经验理解新的情境和随之而来的语言。

注意力

如前所述，儿童从一出生就对人、对人所做的事和所说的话感兴趣。注意力是儿童学习理解语言的基础。在日常活动中，孩子会注意观察和倾听照顾他（或她）并与他（或她）一起玩耍的成人运用包括手势在内的语言。对孤独症儿童来说，有几件事可能会干扰他们的注意力，让他们在这个至关重要的过程中分心：

- 孤独症儿童缺少对他人的基本兴趣。众所周知，与普通儿童相比，他们的眼神交流（与人共享眼神）要少得多，这让游戏或交谈很难进行下去。

- 他们从很小的时候就很难理解成人对他们说话的方式，这里的说话方式指的不仅是言语，而且是所有"交谈"方式，包括交谈中轮换的时机、眼神交流和其他社交信号（详见"互动游戏"一章）。他们难以领悟面部表情、手势等肢体语言的含义。因为这些对他们都没有意义，他们便很少注意他人，也因此错过了很多。

- 他们在生活中似乎还有其他的优先事项和关注点，后者可能占用了他们大量的时间和注意力，让他们无暇顾及社交互动。例如，有些孩子觉得物体比人有趣得多，也有许多孩子痴迷于视觉图案或运动，如一排排的物体或旋转的轮子。

- 他们可能无法让你知道他们的感觉，如不舒服、担心、心情不好或者对其他事物感到兴奋，也无法让你知道因此不能全神贯注地听你讲话。

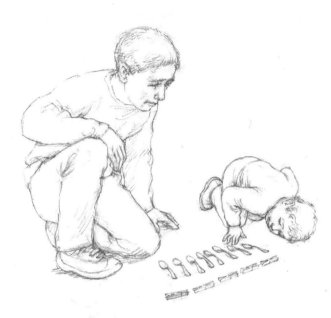

- 有些孤独症儿童的感官以一种与众不同或"歪曲"的方式向他们传递信息，这进一步分散了他们对他人的注意力。例如，他们可能对某些材质非常敏感，因此，穿某些衣服或坐在某种材质的椅子上就会感觉不舒服，甚至是痛苦。有些孩子可能无法忍受嗡嗡作响的灯或机器发出的特定音量，或者与之相反，对有些孩子来说，这种嗡嗡声可能比一个试图与他玩的成人更有趣，毕竟后者做出的鬼脸和发出的声音让他难以理解。

- 一些孤独症人士觉得日常生活中的某些景象和声音过度刺激。如果你的孩子是这样的，那么去一个嘈杂的环境（比如超市或一个聚会）会让他感觉很痛苦。到那时，即使你试图用言语安慰或安抚他，他也可能不会关注到你在说什么。

孤独症儿童当然会与他们的父母和照顾者互动，但通常是"以他们自己的方式"，围绕他们感兴趣并对他们有意义的事情展开。活动量较大的身体运动（"追逐打闹"游戏）常常是最适合的。有些孩子很可能只理解一些最常见的、在他们周围被重复使用的词语。可以肯定的是，与普通儿童相比，孤独症儿童在倾听和理解日常活动用语方面的经验要少得多。他们也不喜欢那些被我们称作"婴儿闲谈（baby chat）"的时光，因为这其中只有轻言细语、轻柔的动作和微妙的面部表情。

口头语言

大多数孤独症儿童似乎在对语言本身的认识上遇到了特别的困难。与普通幼儿相比，他们可能更难在听到的声音（或词语）与它们所指的物体（或动作）之间建立起牢固的联系，也更难猜测说话人的意图。擅长运用视觉线索的孩子有时可能会因为没有建立起这些联系而犯错。例如，如果你在洗完衣服之后拿着孩子的干净毛巾和睡衣，对他说"我要把这些拿到楼上去"，他可能会认为到洗澡时间了，并感觉非常困惑。

许多孤独症儿童根本不会从日常生活中"拾取"新词并理解其意思，而需要专门学它们。有些孩子似乎没有意识到事物都有名字（详见"指认教学"一章），所以他们不会参与"'询问'事物是什么"的社交游戏——但正是这类游戏让普通儿童的接受性词汇不断增多——即使他们可以从这类游戏中"收集"一小部分事物的名字，这些事物也都是他们特别感兴趣，但在日常生活和交谈中不是很有用的东西（如动画片《托马斯和他的朋友们》中所有火车头的名字或汽车品牌）。

孤独症儿童掌握早期概念及其相关语言的能力水平各不相同。那些有学习障碍的孤独症孩子可能需要更长的时间、更多的帮助才能学会和记住新的概念。有些孩子则能够迅速地表现出他们理解了某些概念，他们可以分类、配对物品，可以操作电脑或DVD，但是，仍然需要专门的学习才能理解相关的词语，如"相同的""较小的""倒带"等。

即使孩子能够理解和运用一些完整的句子，他依然很可能会需要额外的帮助才能理解特定的词语和概念。孤独症儿童常常被语言的某些方面弄迷糊了。例如：

- 同一个事物可以用两个词语表述，如"海滩"与"海边"，"兔子"与"兔兔"。

- 一个词语可以有两个或两个以上的意思，如"包袱"可以表示包衣服等用的布，还可以表示某种负担。①
- 孩子在刚开始阅读时可能会对这种情况深感困惑——两个词语发音相同，但写法不同，意思也不一样，如"星星"与"猩猩"，"公鸡"与"攻击"，"树木"与"数目"②。
- 有些词语需要根据说话人的角度做"转换"，如代词"他（he）""她（she）""我（I）"和"你（you）"。
- 在能力等级的"顶端"，一些孤独症孩子会相当僵化地理解和运用语言，所以他们对笑话、双关语、讽刺和修辞感到非常困惑，需要细致的解释。这些孩子通常被认为有"阿斯伯格综合征"。

所有孤独症儿童在某种程度上都面临一个共同的困难：泛化他们已经学会的东西——也就是将其运用在各种不同的情境中。这在语言发展中非常重要。例如，一个孩子理解"外套"这个词，就必须认识到，它指的是不同尺寸、不同颜色、不同样式和不同类型的所有外套，而不仅仅是他自己特有的那一件外套。泛化的能力取决于思维和学习是否灵活，特别是涉及那些在不同的语境中具有不同意义的词语和概念。例如，与一头小象相比，一只大狗很小！这种理解上的灵活性对孤独症人士而言尤其困难。

正如前文所说，有些孩子非常善于利用物体、动作和情境中的视觉线索帮助他们了解正在发生什么事。这可以让他们看起来比实际上懂得更多的语言。

成人认为孩子懂得的比他真正懂得的要多的另一个原因与"回声言语（echolalia）③"（即仿说言语）有关。语言发展正常的幼儿确实也会经历一个仿说（或复制）成人言语的阶段，但许多孤独症儿童仿说的内容更多，仿

---

①译注：原文此处举例为"soft"在英文中可以表示安静的、摸起来柔软的，还可以表示愚蠢的。为方便读者快速理解，以中文词汇举例。

②译注：原文此处举例为"sea（海洋）"与"see（看见）"，"here（这里）"与"hear（听到）"，为方便读者快速理解，以中文词汇举例。

③译注：回声言语，又译作回声性语言、言语模仿症，是指患者无意义地、精确地重复他人说过的词语和句子，通常与孤独症、脑损伤、精神分裂症等有关。

说持续的时间也长得多。有时，仿说可能表明孩子并没有理解，或者他不知道该如何回应。孤独症儿童仿说他妈妈说的"你"（"你想喝一杯吗？"）则可能会导致他称自己为"你"（"你想喝一杯"）。但实际上，有些孤独症孩子似乎是通过从成人的口语、书籍、DVD、电视广告或电脑游戏中，截取和记忆一整个"话语组块"学习使用语言的。他们甚至可以记住这些短语或句子，并在其他时间比较恰当地运用它们。

孩子可能会说一些他自己都理解不了的话。但语言发展的常见模式是，儿童能理解的词语总是比他们积极使用的词语要多。我们习惯于假设：只要是孩子会说的话，他就一定能理解。但遇上一个仿说的孩子，这个假设就未必能成立了，因为他是把短语或句子当成一个整体学习的，其实并不理解每个部分的意思。

在理解语言上有困难会如何影响孩子的行为？

我们已经讨论过，当我们无法理解人们在说什么的时候，我们的大脑可能会"关机"或"屏蔽"信息，停止倾听，还会感受到一系列情绪，如无聊、焦虑、困惑或受挫。孩子在面对这些感觉和他们无法理解的情境时，回应方式各不相同。

有时，孤独症儿童似乎感受到了压力，会变得焦虑不安，表现出令人不安的行为方式，比如，伤害自己或他人。他们可能会重复"最喜欢的"活动或动作以寻求慰藉，这可能是他们应对焦虑的方式。有时，他们会流露出一种"茫然的"或冷漠的表情，似乎忽略了人们所说的话，又或者他们可能会从人群中抽身而出，一人独处。

孩子能理解什么？

显而易见，关于语言理解的这个问题，并不像"他懂英语吗？"那么简单，只需回答"是"或"否"。言语语言治疗师有时会通过各种测试获取关于儿童理解力水平的信息。这些测试通常包括让儿童指认图片，或者用玩具

（或物体）做特定的任务。但是正式的语言测试，甚至是那些以玩玩具为基础的测试，常常对评估孤独症儿童没有太大的帮助，因为它们都以孩子既具备能力也愿意参与和配合为前提。此外，正如我们所看到的，孤独症儿童的学习方式往往也不如普通儿童灵活，而且他们很难把自己已知的东西运用于不同的情境，包括测试情境。

本小节的目标是教你如何利用日常的情境和活动帮助了解孩子的理解水平。例如，他可能处于一个完全不懂词语的阶段，但他会依靠熟悉的常规和视觉线索；他可能能理解少量熟悉的关键词，并掌握较多的接受性词汇，但很难接收和记住含有多个关键词的句子；他也可能处在一个更高阶的水平，既能听从有两三个关键词的指令，又能回答简单的问题，当你告诉他正在发生什么事时，他常常也能明白，但即便如此，对他来说，理解抽象的概念——像疑问词（如谁、在哪里、为什么）或涉及时间概念的词（如很快、昨天、明天）——要难得多。

在这种情况下，我们建议你把注意力集中放在孩子对语言的理解上。需要注意你和其他人在与他说话时使用了什么类型的句子，以及他在不同的情境中是怎么回应的。记下他已经能正确回应的一些事可能会帮到你，要留意任何可能会被他用来辅助理解的线索（如表6.1所示）。

表6.1　孩子能正确回应的事

我说的话	线索
去拿你的鞋子。	刚穿上他的袜子。
你的外套在哪里？	看见我拿起了钥匙。
你想喝一杯吗？	听到拿出果汁的动静。

然后，为了检验孩子是否理解了你的原话，需要在另一个没有额外线索的场合重复这些相同的句子。下一次，你可以在他穿上袜子之前叫他去拿鞋子，或者在你拿出酸奶之前，问他是否想要一杯酸奶，看看他是否会去存放酸奶的地方。

一旦找到了他的确能理解的词语或句子，可以尝试做一些变化，看看他还能理解什么。如果他能在没有额外线索的情况下拿到他的鞋子，那么他能拿到你要求他找的其他东西吗？如果你发现他能拿来各种各样的日常用品，那么可以试着让这个找寻活动稍微再难一点。

例如：

- 他能拿来两样东西吗？比如，外套和鞋子？
- 他能把"爸爸的外套"和他自己的外套一起拿来吗？
- 如果你告诉他去哪里可以找到某个没放在老地方的东西，他能拿到它吗？（比如："去拿你的外套，它在花园里。"）

这种非正式的测试不是为了"捉弄"孩子，也不是要揭他的短，而是为了确保他周围的人不会低估或高估他的理解能力。这还将帮助你确认哪种线索对他帮助最大。

当你对孩子说了一些他听不懂的话时，可以试着找出他听不懂的原因：

- 他一开始就认真听了吗？
- 句子中有某个他不认识的词语吗？
- 这个句子是太长了还是太复杂了？

你可以试着简化句子，把它拆分成两个较短的短语，或者换一个稍微不同的表述方式。例如，当你小心谨慎地不提供任何视觉线索时，他听不懂这样的句子：

> "你不觉得现在把它们收起来是个好主意吗？因为我们马上就要出去了！"

这是一个非常长且很复杂的句子，然而，家长们有时确实会这样跟幼儿说话——尤其是在他们试图"委婉地表达"不得不收拾或不得不停止做某件事的时候。你可以看看他是否能听懂这些：

> "蒂姆，让我们把积木收起来吧"，或者"完成了——积木在盒子里了"。

然后告诉他"该出去了"，逐步检查他是否理解每一个短语。

在日常活动中了解孩子的理解力可能会涉及以下检核项目，但你需要挑选出对他的活动和你们的情况特别有用的项目。例如：

- 问他某个东西在哪里，或者让他去拿（或找）某个东西。例如，"你的杯子在哪里？""去拿你的球。""找到泰迪熊。""找到妈妈的鞋子。"

- 让他去做各种各样的事情。例如，"举起你的手臂。""来找妈妈。""把你的外套挂起来。""把它收起来。""把苹果放进袋子里。""把它给妈妈。""把气球给爸爸。"

- 在一起看图片时，让他把某个东西展示给你看。例如，"马在哪里？"或者"给我看一下托马斯火车。"

- 告诉他不要做某事。例如，"别踢了。""不要坐在那上面！"或"禁止洒水。"

- 在游戏中建议做不同的动作。例如，"我们跑吧！""我们跳吧！"——或者可以跟着一首歌曲做动作，比如"我们这样……洗

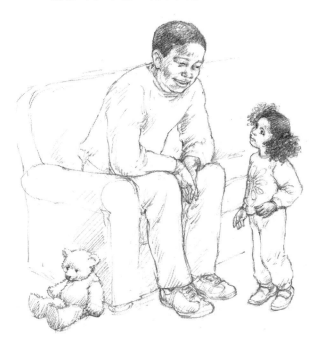

洗手。"①或"如果感到幸福，你就……摸摸脚趾。"②（让他有时间在你行动之前开始做这个动作）

- 当你知道他正在找东西时，告诉他东西在哪里。例如，"它在外面。""在椅子上。""在椅子下面。""在厨房里。""在门边。"等等。

- 为他提供选择。例如，"你想要橙汁还是牛奶？""挠痒痒还是荡起来？""你想要哪一个？""我们是去游泳还是去公园？"

- 问他其他类型的问题：

    "Wh"问题。例如，"那是谁（Who）？""你想要什么（What）？""你在哪里（Where）？""哪一个（Which）？"对于"什么时候（When）"和"为什么（Why）"这类问题回答起来要复杂得多。

    "是/否"问题。例如，"你有纸巾吗？""疼吗？""这样好吗？"

    涉及基本概念的问题。例如，"有多少？"或者"什么颜色？"

- 告诉他将要发生的事情。例如，"晚饭时间到了。""我们要去看奶奶。""我们得在这里等着。"

这些项目不应该是一个让孩子从头做到尾的"测试"，而是给你提供的观察点。可以先选取一个你认为符合孩子发展水平的例子，再按照我们的建议观察孩子的回应，然后通过以下操作检验他到底理解了哪些词语和短语：

- 如果他明显没有听懂，就简化你的语言，或者换一种说话的方式。

---

①译注：原文"This is the way we……wash our hands"可参考作者在"互动游戏"一章中提到的改编歌曲《我们这样跺跺脚》，曲调为《我们绕着桑树丛走》，动作可任意替换。网上有This is The Way的音乐可用。

②译注：原文"If you're happy and you know it……touch your toes"仿编自英文儿歌If You're Happy and You Know It（即英文版《幸福拍手歌》），直译为"如果你很快乐，你也知道它，你就摸摸脚趾"，此处译文参照《幸福拍手歌》中文版歌词。

- 如果他的回应的确正确，就去掉线索，检验他是否真的理解了那些词语。
- 然后逐渐增加变化，找出他能理解的其他词语和概念。

除了确定孩子的理解力水平，你可能已经发现了他的一些优势，比如，视觉技能、记忆力或排序能力（把事物按顺序排列好）良好。这些信息非常重要，能帮助你找到推动他进步的方法。

如何帮助孩子理解更多的语言？

很遗憾，我们不能用一个简单的"该做什么"清单或适用于每个孩子的分步实施方案结束这一章！下面是一系列想法、建议和指导方针，可以帮助孩子在日常生活和长期学习中理解更多的语言。你可能会发现，与孩子的言语语言治疗师和其他与孩子有接触的专业人员讨论特定的想法是很有帮助的。

你会发现本章中这一小节的内容与"结构的开始"那一节有部分重叠。对普通儿童来说，结构通常是无关紧要、可有可无的，但对孤独症儿童而言，理解语言是一个特别需要结构的领域。

让孩子注意听你讲话

首要任务之一是让孩子经常参与互动游戏，只有这样，你的行为和言语才会真正对他产生吸引力和激励作用。这也会给他提供大量的机会学习交谈的基础技能，并养成关注你和倾听你的习惯。

当你和孩子说话时，一定要让他先注意到你。有一个办法能确保你获得共享注意，那就是你参与他感兴趣的事情，或谈论他正在看或正在做的事情（详见"互动游戏"）。

如果他正在做某件事，而你需要他转移注意力听你说话，那么采取以下任何一种（或所有）做法都可能会帮到你。

- 把他的名字放在句子的开头（在喊了名字之后停顿片刻，这样他就知道你是在跟他说话了）。
- 去到他轻而易举就可以看到你的地方，坐下或蹲下，与他同高。
- 轻轻地碰一下他。
- 当你开始说话时，握住他的手。
- 减少干扰，比如，在说话之前关掉电视机或音乐，又或者是暂时拿走玩具。

注意你的语言

有一点很重要：在和孩子说话时，要注意自己的语言。如果他觉得很难听懂你说的话，或者他似乎在忽视你，你可以采用下列说话方式：

- 使用更短、更简单的短语和句子。
- 以自然的方式重复几次你说的话。
- 放慢语速，这样语句会更清晰（但不会失真）。
- 强调关键词。
- 把你的语句（用词、时机的把握和语调）与孩子正在做的事或正在看

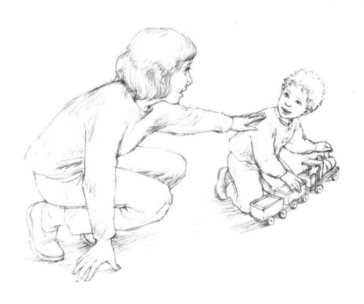

的事物紧密地联系起来，帮助他在动作（或物体）和他听到的言语之间建立起至关重要的连接。

- 解说他的游戏和行为，以便能围绕他正在关注的事"输入"有用的语言。当我们担心孩子的沟通问题时，很容易陷入一种指导和"测试"他的模式，并会提出太多他无法回答的问题。当然，你可以问一些问题，并时不时地告诉他该做什么，但他也会从一个简单的现场解说中获益，因为这种做法体现出你关注到他的兴趣了。

- 告诉他你的意思是什么，比如直接演示或帮助他做你要求的事情，或者给你的言语添加视觉线索（如手势、手语或图片）。

使用视觉线索

实物、手势、手语或图片常常可以帮助孩子看清楚你的意思是什么，进而更容易理解你的话。这尤其适用于那些认为视觉谜题（如拼图、配对游戏等）要比沟通容易得多的孩子。

在前面"孩子能理解什么？"一节中，我们讨论过去掉额外线索的情况，但那只是为了摸清孩子到底理解什么、不理解什么，以及什么因素会对他的语言理解有帮助。在日常生活中，我们希望通过使用任何可以帮助他的线索，以及简单明了的词语，最大限度地增加他理解语言的机会。

有几种不同类型的视觉线索可供选择。

- 当我们告诉孩子要发生什么事时，可以给他看一个实物作为线索：毛巾对应洗澡时间，钥匙对应出门，盘子对应晚餐时间。总之，这是许多家长自然而然就会做的事情。我们也可以用一种更系统、计划性更强的方式，在孩子被告知将要发生某些事的同时，把精心挑选的实物展示给孩子——直接递给他看，或陈列在一个特定的盒子里或托盘上。这些精心挑选的实物要么直接与活动相关，要么能指向活动。把这些"参照物"作为视觉线索的一大优点是，它们可以被看见、被感知，也可以被拿在手上，这在言语和活动（或事件）之

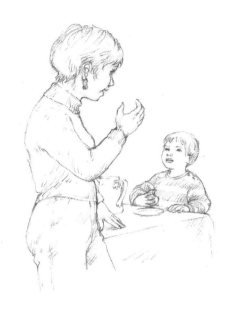

间架起了一座看得见的"桥梁"。

- 可以将清晰一致的手势与关键词（或短语）一起使用：伸出手臂表示"过来"，或者用比画喝水的动作表示"牛奶"或"果汁"。尽管许多孤独症孩子似乎天生就不会从我们常用的肢体语言中获取线索，但他们常常可以通过更系统地学习手势和手语（如默启通词汇）帮助自己在说话时澄清关键词。为了把手语和对应的词语联系起来，应该始终将手语和言语一起使用。在实践中，用手语表述关键词还有一个额外的好处：话可以说得更慢、更简单。这些手语不仅有助于吸引孩子的注意力，而且可以成为孩子学习和记忆词语的有力助手。它们常常能帮助人们把意思表达得更清楚，当然，一个手语比一个口头表达持续的时间更长，这给了孩子更多的时间来领会他人所说的话。

- 图片，无论是照片还是符号（类似于简笔画），都可以用来帮助孩子理解他人在说什么。起初，你可以只引入一两张图，比如，一张小汽车或公交车的图片用在你们准备外出时，一张浴缸的图片用于洗澡时间。后来，在他熟悉了几张图片之后，你就可以用它们描述一连串的活动。例如，你可能需要帮助他弄清楚一点：他可以做他想做的事情，但是必须先完成其他某件事。所以你可以依次给他看两张图片，说"先穿上你的袜子，然后吃晚饭"，或"先去购物，然后去公园"。

有些孩子确实从这一系列的图片线索中受益匪浅，而这些图片最终会被扩展为视觉时间表，用以展示一整天或一周的活动。这可以帮助孩子了解将会发生什么事，特别是在常规日程发生变化时，避免很多痛苦和焦虑不安。用这种视觉结构（visual structure）支持你的口头语言，的确可以帮助孩子理解你说的话，并让他更容易预测事情的走向。在"结构的开始"这一章中有更多这样的例子。

教授词汇

几乎可以肯定的是，当你注意到孩子的理解存在漏洞时，有必要教授他具体词语的意思。同样的，与相关的专业人员协商，并就某些会对他和对你都特别有用的词语或词组意思达成一致，会让你们后续的工作事半功倍。

你要让孩子理解与指令有关的词语。例如，在日常生活中管理他的基本需求、安全和行为时常用的"不""停止""等待"或"完成了"。如果他能够理解并回应"过来""坐下""举起手臂"等基本指令，那么帮助他完成穿衣、吃饭或外出等日常活动就会容易得多。在他真正理解这些词语和短语之前，你可能不得不多次向他解释你的意思，并且除了使用手势或手语，还要在肢体上引导他。

然而，正如我们所看到的，学习理解语言，与只是学习听从指令相比，其价值和意义要重大得多。孩子也需要理解能帮助他认识世界的词语，而且需要理解人们的举止言谈，还需要与人协商。

还有一部分词语与孩子感兴趣并能激励他的事物有关，除了教授你需要他学习的词语，教他学习这部分词语也很重要。

- 如果孩子想和你坐在一起看看书和图片，那么你可能会发现，你可以用一种相当传统或"正式"的方式教授他新词语。他也可能喜欢图片乐透游戏^①，以及配对或分类游戏，其中蕴含着许多可以教他学习新词的机会。然而，许多孤独症幼儿在早期没有动力以这种方式学习。不用着急，有足够多的其他方式可以帮助他们学习理解更多的词语。

- 即便孩子没有主动地"询问"物体的名字（很可能是通过用手指物的方式来"问"），我们也可以通过解说他的游戏和行动，确保他能听到他感兴趣的事物所对应的词语。例如，我们可以在他拿起每一件最喜欢的玩具时给它命名，在他旋转东西时吟唱"一圈又一圈"，以及当他在游泳池或浴缸里时，谈论"玩""水"和身体部位的名称（"用你的手玩水……用你的脚玩水"）。

- 孩子们还可以通过童谣、歌曲、手指游戏，以及自发的重复性小游戏或"玩耍程序"（详见"互动游戏"）学习许多语言。例如，儿童歌曲中的歌词往往重复且十分简单，而且完全匹配动作的节拍。我们可以在轻松愉快的氛围中，在节奏和曲调的帮助下，示范歌唱的动作，并引导孩子对歌词做出回应。值得我们思考的是：哪些歌曲和童谣中的词语可能会对你的孩子有用？例如，《蛋头先生》^②中的大部分词语对你的孩子并没有多大的意义，但如果他喜欢在念到"摔下来（fall）"这个词的时候故作跌倒状，那么他很可能会因为通过大量的重复而理解这个词。许多其他的歌曲也提供了学习动作、身体部位、动物等词语的机会，这些都是增加孩子接受性词汇量的绝佳途径，不过，他很可能需要额外的帮助才能"泛化"它们。

---

① 译注：乐透游戏（lotto），一种与宾果游戏（Bingo）相似的儿童游戏。游戏材料包括乐透卡（最常见的是 5×5 表格卡，可容纳 25 个不重复的内容，也可在正中间设空格代表任意内容）若干、棋子若干、内容卡若干，以及抽奖箱 1 个。卡片内容通常是数字，也可根据实际需要变化。

游戏玩法：玩家每人一张乐透卡和一套棋子。"公证员"从抽奖箱中随机抽取 1 张内容卡，玩家听到"公证员"读出的内容后，在自己的乐透卡上找出对应的内容，并放置 1 枚棋子。若没有匹配的内容则不操作，进入下一轮抽奖。第一个用棋子在乐透卡上填满任意一条横线、竖线或对角线（类似五子棋）的玩家获胜。

② 译注：《蛋头先生》（Humpty Dumpty）出自《鹅妈妈童谣集》（Mother Goose），是世界上最有名的英文童谣之一。

泛　化

帮助孩子把他已经学会的东西应用于其他的情境，这一步可能需要特别关注。虽然他已经理解书中的"母牛"这个词，但他不一定能指给你看田间的母牛。或者，即使他明白在你给他倒饮料的时候要"等一下"，他也可能会在超市收银台前听不懂这个词。你需要体谅他"死板的"学习和记忆方式，想办法帮助他克服僵化思维，在许多不同的情境中灵活运用所学知识。

寄　语

学习理解语言的过程非常复杂，对我们大多数人来说，这个过程会持续许多年。每个孩子都走在一条独一无二的道路上，具体取决于他（或她）自己的兴趣和经验。孤独症儿童在这段旅程中通常需要额外的帮助。我们希望这一章能够带着你思考语言发展的过程，并提供一些切实可行的想法帮助你的孩子更好地理解他人及其言行举止。

第七章　使用口头语言

导　读

当孩子说出第一个词语时，对其家长来说感觉就像是发生了一个值得庆祝和铭记的重大事件，但这一刻实际上只是漫长而复杂的语言学习过程中的一小步，学习语言所涉及的可不仅仅是说话。正如我们已经看到的，通常儿童早在能说出第一个可识别的词语之前，就非常擅长用肢体语言和声音进行沟通了。对孤独症儿童来说，这个过程就不那么容易预测了，因为他们并不精通那些交谈技能——"语用"——而普通儿童在会说话之前就已经掌握了它们。无论孩子是否已经开始说话，他在表达自己时都可能需要额外的帮助。

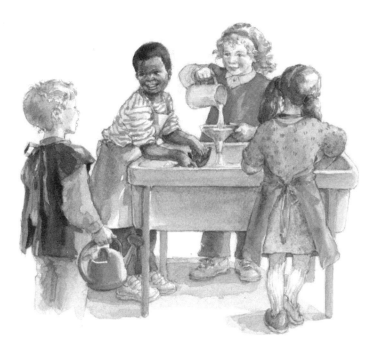

在继续阅读这一章之前，请务必先阅读本书的其他一些章节，特别是"互动游戏""指认教学"和"理解语言"。那些章节提供的建议有助于你帮助孩子积累他所需要的基本沟通技能，孩子只有掌握了它们，才能自己使用口头语言。

本章旨在让你更深入地了解语言的学习过程，帮助你厘清孩子现在是如何表达自己的，并给你一些如何帮助他的想法。本章也会教你观察孩子如何运用手势或更正式的手语、图片或符号，以及言语。这里提到的其他沟通手段可以促进语言的发展，有时可以让孩子能够记住词语并说出话来，因此是通往口头语言的"桥梁"。然而，有些孤独症孩子需要长期依赖手语和符号，因为对他们来说学会说话是一项艰巨甚至不可能完成的任务。

孩子为什么需要或想要沟通？

首先要考虑的一件事是：什么会促使孩子试着和你说话。你热切地盼望着他说话，但这件事很可能对他来说并不重要。取悦成人对孤独症幼儿来说，通常没什么激励作用！通过下面这些例子，看一看学步儿通常都有哪些沟通的理由，可能会对你有所启发。

幼儿可能会沟通的一些理由

要请求：

- 他需要帮助以维持基本的身体舒适：他感觉热或冷、饿了或渴了，或者身上的衣服湿了。
- 他想要一个特定的食物、饮品、物品或玩具。
- 他想让你做点什么事：也许是读一本书或唱一首歌，也许是把他抱起来、追逐他或给他挠痒痒，或者把他放进浴缸里。
- 他需要有人帮忙完成一项任务，比如，穿脱衣服，操作DVD播放机，打开或修理某个东西。

- 他想要更多的东西：食物、饮品或你们一直在玩的一个游戏。

要拒绝：

- 他不想要你提供的（或给他的）东西。
- 他想让你停止唱歌，不再和他玩，或者不要给他挠痒痒。
- 他不想做你想让他做的事，比如穿某件T恤、洗澡、收拾拼图，或者去某家特定的商店。

要找出：

- 某个东西叫什么或者他听到的是什么："那是什么？"
- 他最喜欢的玩具被丢在哪里了："泰迪熊在哪里？"
- 某个人在哪里："奶奶呢？"
- 发生了什么事："去开车吗？"

要分享——他想让你：

- 看看他注意到了什么，并在他用手指出（或解释）时做出回应。
- 在他"跳舞"或做动作或唱歌的时候，看着他，加入他，或为他鼓掌。
- 分享一个微笑、一个拥抱或一个生动有趣的游戏，这样你就知道他的感受如何。
- 知道他受伤了或者发生了什么事。
- 用他的方式"聊聊天"：通过动作、面部表情、声音或言语。

与他人分享对孤独症孩子来说特别难以实现，他在这方面需要额外的帮助，我们在"互动游戏"这一章中曾讨论过这一点。

孩子现在是如何沟通的?

对于孤独症儿童来说，学习如何使用肢体语言（面部表情、眼神交流和手势）和口头语言特别难。幸运的是，大多数孩子都会找到一些方法让你知道什么对他们来说最重要——尽管他们可能意识不到你想知道。

可以理解的是，家长们常常热切地期望他们的孩子能开口说话，而且可能非常关注这一点。他们有时会认为，如果孩子没有使用任何言语，他就没有沟通。然而重要的是，要看看孩子为了沟通在做些什么。他可能会哭，会躺倒在地上，或者把你推到或拉到橱柜前。你可能费了九牛二虎之力，才弄清楚他到底想要什么，而他也许很快就放弃了，但这些都是沟通的方式，如果你是这样认识它们的，那么你就站在了帮助他进步的起点上。

你可能已经注意到，孩子开始用他自己的方式，让你知道他想要什么和不想要什么。孩子的言语语言治疗师可能已经通过对孩子的密切观察，以及向你询问一些关于他日常生活的细节问题，对他的沟通能力做过一些评估。正如我们在"理解语言"这一章中说到的那样，正式的测试对孤独症幼儿常常是没有用的。在早期阶段，更有效的做法是观察、倾听和留意孩子是如何让你了解情况的，不然你只能靠猜。

你怎么知道孩子想要一个够不到的心爱玩具？

首先，如果孩子最喜欢的玩具（和食物）总是唾手可得，从来不需要让人们知道他想要什么，那么你可能需要考虑为他创造更多的沟通机会（见下文）。

这里列举了一些沟通方式，还不会说话的孩子可能会通过这些方式表达他想要某个能看到但够不到的东西。实际上，儿童在会说话之前用以沟通的方式有很多种，这些例子只解释了其中的一小部分，但每一种都展现了儿童在一个特定阶段的沟通意识和沟通技能。

阶段1：前意图的

处于**前意图阶段**（pre-intentional stage）的孩子需要你**解释他的行为**：他不会主动尝试，也不打算与你沟通。例如：

> 他走过去，站在橱柜或架子旁，然后等着。

他走过去，站在那里哭，抬头看着或伸手去够那个东西，但不看你。

他试图爬上架子去拿它。

阶段2：有意图但仅限身体的

有意图但仅限身体的阶段（intentional but physical stage）常见于孤独症幼儿，他们知道成人可以提供帮助，但不知道如何以社交的方式"请求"你帮助。例如：

他拽着你的手臂，把你拉到架子旁，或者从后面推着你过去。

他爬到你的背上，试图引导你走向架子。

他试图把你的手"甩"到那个东西上。

阶段3：有意图且具有社会性的

下面这些关于**有意图的社会沟通**的例子，实际上是相当复杂的请求方

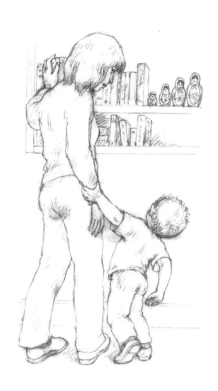

式，因为孩子要在看并做眼神交流，与伸手去拿（或用手指）并发出声音两个环节之间进行协调，对此，许多小龄孤独症儿童需要专门学习，同时学习使用一些词语或手语（参见"**指认教学**"）。

> 他向上伸出手并发出声音，再回头望向你，想引起你的注意。
>
> 他先与你进行眼神交流，然后看向那个东西，再回头看看你。
>
> 他指着那个东西，然后与你进行眼神交流，再回头看向他所指的地方，嘴里一直发出催促的声音。

孩子如何索要不在眼前的东西？

当孩子想要的东西不在视线范围内，或者不是一个真实的物体，而是一个动作时，他将不得不全力以赴地传递他的信息，因此，你也可能不得不更加努力地解读这些信息。孤独症儿童通常不会用手势（或动作）告诉你他们想要什么——他们常常觉得用肢体语言和说话一样难。

- 在这种情况下，一个仍然处于前意图阶段的幼儿，可能只会哭或者感到非常沮丧，因为他没有办法让你知道他想要什么。
- 一些身体动作上的沟通办法可能仍然有效。例如，孩子可能会"背对着"你，示意你把他抱起来（或者抢起他转圈），或者可能会把你的手放在他的肚子上表示他要挠痒痒。他似乎是把你的手当成了一个"工具"，可以用来打开门（或橱柜），或者让你去修理东西。
- 他可能会给你带来一个东西，用以表示他想要什么：当他想出去的时候，也许是你的钥匙；当他饿了的时候，可能是一张巧克力糖纸。也许他只是把这个东西推给你，又或许，他在带它过来的时候，会与你进行眼神交流并发出声音，以一种社会性的方式使用这个东西。
- 当他想出去的时候，他可能会找到一张图片（比如，一张奶奶或小汽车的照片）。他可能只是自己拿着图片坐着（前意图沟通），试着让你用手握住它（有意图的身体沟通），甚至在试图吸引你的注意力时，用手指着它（用手势进行有意图的社会沟通）。

显然，有许多不同类型的非语言沟通方式或没有言语的沟通方式，其中一些方式甚至对那些能轻松说话的人来说也着实重要。我们会运用面部表情、手势和其他肢体语言说明和澄清我们所说的话，让我们的言辞更加生动。当孤独症幼儿不能以传统的方式表达需求时，熟悉他的成人需要认可和尊重他正在做的一切，帮助他体验到成功沟通所带来的自主意识和掌控感，而后再朝着口头语言的方向迈进。

下面的表格中展示了一些幼儿如何沟通的例子，其中一些方式可能既有前意图沟通，又有有意图的沟通。例如，尖叫或哭泣可能是孩子对恐惧的反应，你可能需要解释他在害怕什么。另一方面，他可能已经意识到，只有非常大声地尖叫，才能阻止你带他去他不喜欢的地方，他这么做是为了传递他不想再往前走了的想法。有时，我们很难分辨出孩子处在哪个阶段。你可能不得不仔细观察和认真思考，方能决断。

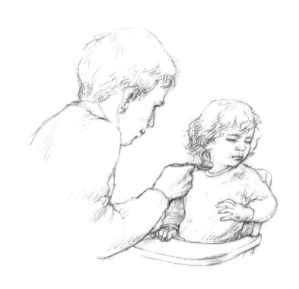

表7.1　幼儿沟通方式举例

幼儿的一些沟通方式	例　　子
身体动作或姿势	背对着你，想要被举起来
	在门、架子、橱柜等旁边等候
	躺下，变得"直挺挺的"或"软绵绵的"
	后退或躲避
有身体接触的	把你的手放在某个东西上，或试图把你的手"甩"向一个架子
	把你推到或拉到某个东西旁
	爬到你背上，让你驮着他走
	把东西扔掉或扔向某个人
手势	触摸式指认（书中的图片）
	远程指认，用以索要某个东西或给人看某物
	举起手臂要家长抱着
	挥手"拜拜"
	摇头或点头
面部表情	微笑或皱眉
	闭紧嘴巴
	满脸困惑
	愣住了
使用实物	给你带来一个盘子或食品包装纸
	累了的时候拿来睡衣
图片	带来一张某个人的照片
	根据封面选择一本书

（续表）

	欢快地叫嚷或（因害怕、疼痛等）尖叫
	哭、大笑、咯咯地笑
声音	哼小曲、唱歌
	大喊
	嘟囔或呻吟
	咿呀学语，玩语音游戏
"象征性的"声音	动物的叫声；风声或雨声
	车辆和机器的噪声
	发音不太清楚，但结合语境可以辨别
言语	词语清晰或部分词语清晰
	仿说的词语或短语
	词组或句子

　　所有这些方式都可能是有效的，我们鼓励那些说话困难的儿童使用任何有效的方式传递他们的信息。有些孩子可能会将其中的几种方式结合起来进行沟通，比如，指认与发声配合眼神交流。任何成功的沟通方式都有助于保持孩子的积极性。

　　你现在可以做个总结：在不同的情境中，孩子想让你知道什么，以及他是如何让你知道的。为了帮助你开始，我们为你推荐一种记录方法，表7.2展示了亚当的父母是如何用这种方法记录的。

表7.2　亚当的沟通记录

他在传递什么？	他是如何传递的？
他想看他的DVD	拿来DVD，并把我拉到DVD播放机前
他想要他的毯子	眯起眼睛，并吮吸大拇指
他想喝东西	把他的杯子塞到我手里，可能会仿说——"你想喝一杯"

（续表）

他不想要我拿来的东西	扭头，或者推开我的手
他想让我把他抡起来转圈	背对着我，举起双臂，可能还会哼唱我们的"摇摆之歌"
他想要玩"这只小猪"①	他脱下袜子，把脚伸给我 有时把我的手放在他的脚趾上，并进行眼神交流
他想出去	站在门口，可能会试着穿上鞋子
他想进入一家特定的商店	在商店外面止步，不愿再往前走了
他伤到了自己或者感觉不舒服	过来安静地坐下，和我拥抱一下
他看到了一列火车（真实的火车或书中的火车图片）	发出像火车鸣笛般的响声

当你在填写"他是如何传递的？"那一栏时，你可能会注意到，你的孩子使用了一系列不同的沟通方式。在亚当的例子中，亚当的沟通方式主要是使用身体动作和姿势，还运用了一些实物，以及偶尔的眼神交流、哼唱曲子和发出象征性的响声。他有时会仿说别人讲话，但还不会自发地使用言语进行沟通。有些时候，他的父母不确定他是否能有意图地沟通，他们仍然需要解读他的一些动作和声音。

如何帮助孩子沟通？

学习沟通，与游戏、社会关系和语言理解的发展紧密相连。本书的其他章节中提出的办法可以自然而然地引导孩子对沟通产生越来越浓厚的兴趣，甚至说出第一批词语。在介绍完一些总体思路，确保孩子有机会充分利用已

---

① 译注：《这只小猪》（This Little Piggy）是一首古老的英文童谣，其历史可追溯至18世纪。我们现在常搭配脚趾游戏（小宝宝版）和手指游戏（大宝宝版）吟诵这首童谣。玩法（以脚趾游戏为例）：游戏时通常只唱童谣第一段。每一根脚趾对应一只小猪，童谣的每一句都是指着（或摇着）孩子的一根脚趾唱出来的，从大脚趾依次到小脚趾。唱到最后一句"wee wee wee all the way home（叫着'wee wee wee'一路跑回家）"时，夸张地给孩子挠痒痒，然后成人的手指"走"回到孩子的大脚趾。童谣内容可在网上搜索。

有沟通技能之后，我们会进一步解释他应该如何开始运用图片或符号，以及手势或手语。之后，我们会讨论如何促进孩子在发声和言语方面的发展。

给孩子更多的沟通机会

无论孩子此刻正在使用什么沟通方式，至少在他做好准备、能够继续前行和尝试你教给他的东西之前，你都需要先接受它，并与之共处一段时间。以下建议适用于所有儿童。

- 一定要相信孩子，回应孩子，就像他已经沟通过一样，哪怕你不确定他是不是有意这么做的。在前面亚当父母的总结中提到，亚当在看见一列火车之后发出了如火车鸣笛一般的声音，这可能只是他对火车的本能反应。此时，如果有人回应"是的，一列火车！呜——呜——呜！"，就好像亚当在解说并试图把大家的注意力吸引到火车上一样，那么他在无意中开启了一次"交谈"！接着，亚当就有机会重复这个声音，而这一次，他是有意识的。

- 你需要确保孩子有沟通的时间和空间。设置一小段"特别时光"，排除一切干扰，定期和他一起玩；确保哥哥姐姐们不会总是替他说话；在熟悉的活动、游戏和歌曲中暂停一下，这样他就能抢先你一步，并积极地参与其中。

- 即使你很清楚孩子想要什么，也要让他试着表达自己的需求。你可以把他最喜欢的一些玩具（或食物）放在他看得见但够不到的地方，或者在晚饭后把布丁留在冰箱里，看看他是否会让你知道他想要它，并观察他会如何让你知道。你也可以创设一种情境，你"忘了"某些必不可少的东西，但这不是为了测试他或惹恼他，而是为了帮助他找到一种成功请求的方式。例如，你给了他纸，却没有给铅笔，给他一杯酸奶，却没有给勺子，或只给他一只鞋。

- 即使你认为自己知道孩子想要什么，让孩子自己做出选择也是很重要的，他可能会给你带来惊喜！他在你提供的两个玩具（或饮品）

中做出了你期待的选择，他就是在积极地沟通。在他最喜欢的动态游戏（如"让我们开始……上升！"）中，你可以引入一个备选项（比如"……转圈圈！"），然后在说完"让我们开始……"之后，停顿一下，让他指出他想选哪一个动作。

- 确保孩子有充足的自发沟通的机会，而不是依赖你的提示（或暗示）。要克制住自己并等待他采取主动，实操起来可能会很费力，但是如果你做到了，那会对他有所帮助。他必须学会根据自己的需求采取行动，你不可能总是提示他！

没有言语的沟通

一些孤独症儿童比普通儿童需要更长的时间才能开口说话（正如我们在"指认教学"中解释过的那样），对于一些有特别严重障碍的儿童，无论我们怎么努力，他们都无法开口说话。即使他们没有言语，也并不意味着我们应该放弃帮助他们更好地表达自己。我们知道，对有些儿童来说，运用实物、手语和符号既可以刺激其言语发展，也可以在需要时成为一个很现实的沟通替代方案。指认的作用当然非常强大，但是到了某个发展阶段，仅有指认还远远不够。

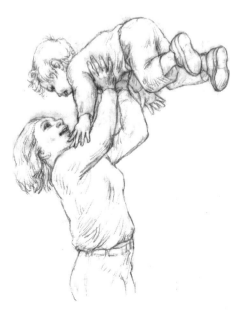

例如，他如何让你知道他想要那些不在眼前的东西，或如何告诉你他想做某个动作或某件事（如把他的三轮车带到花园里，或者来一场公园之旅），我们早已见过一些孩子使用身体沟通的方式，或者他们会带来实物（比如他们的外套或你的钥匙）。就像我们可以通过给他们展示"参照物"（详见"理解语言"一章）帮助他们理解我们的话一样，我们也可以通过两个步骤明白他们的意思：先收集与他们可能想告诉我们的事情相关的物品，再教会他们使用这些物品。将收集物作为一种工具，有一定的局限性，因为它们可能很快就会变得体量庞大而难以管理。不过，它们可以非常有效地促进一些孩子学会使用手语和符号。

正如我们在"理解语言"和"结构的开始"这两章中所提到的，实物、符号和手语都可以被当作"视觉线索"用于帮助孩子领会你的意思，进而理解你在说什么。一旦孩子对它们熟络了，就可以运用它们让你知道他想要什么，即孩子借助它们表达自己。从长远来看，对有些孩子来说，符号和手语是一种非常有用的沟通方式，所以，我们会更详细地探讨应该如何在沟通中使用它们。

图片和符号

孩子可能已经学会了指认他能看到的东西，并能从两个选项中做出选择，但他也许还没有找到一种办法让你知道他想要不在视线范围内的东西。或许当指认不够用的时候，他会采用身体语言沟通：把你拖到（或推到）厨房（或前门）。既然他试图用这种方式表达自己，那么在这种情况下尝试使用符号是可行的。这些符号通常是标准的黑白线条图（例如，在"结构的开始"这一章中所列举的默启通符号），但是如果操作起来更容易的话，你可以把它们替换成其他图片（比如照片或你自己画的画）。

你可能需要先教会孩子每张图片（或符号）意味着什么，然后他才有能力使用它们。例如，当他指着橙汁表示想喝时，你给他看"饮品"的符号。（如果他确实觉得图片有用，可以在稍后的阶段里引入更多样化的图片，如"牛奶"和"橙汁"——切记一开始不要引入太多。）他需要知道这个符号与饮品有关，所以你不要让他等待或再坚持一会儿，只要他表达了想喝的需求，就马上把饮品给他。如果你把它们放在很容易就能拿得到的地方，那么有一天，他可能会带着这张卡片来找你（或者指着它）索要一杯喝的。

还有一种更正式地使用符号的方法，即现在被广泛应用的图片交换沟通系统（Picture Exchange Communication System, PECS）[①]。为此，孩子需要系统地学习如何与成人"交换"图片或符号，以获得他们想要的东西。他们将逐步为自己最喜欢的物品、玩具和食物建立起一套符号。重点是帮助他们在想要某个东西时，自发地使用这些符号，而非总是在被成人问及他们想要什么时才做出回应。他们以后还要学习用符号造句和表达更复杂的想法。

如果你读过"结构的开始"这一章，可能已经在用图片（或符号）帮助孩子了解将要发生什么事，也许是在你说"到洗澡时间了"的时候，给他看一张浴缸的照片，或者是在你解释"先购物，然后荡秋千"时，依次给他看两个符号。这样的话，那么他大概已经很熟悉它们了，并且可能知道它们对他有用。他甚至可能会把秋千卡卡塞到你手里，让你知道他更愿意先做什么！

如果孩子确实发现图片（或符号）对表达自己的需求有帮助，那么随着收集物的逐渐增多，你需要找到一种整理它们的方式。许多人觉得有两种方式很实用：把它们存放在一个透明的文件夹或钱包里，或者用魔术贴粘贴在毛毡板上。你可以在卡片的角上打孔，并把它们穿在一个环上，做成一份小"样本"，保证它们便于拆卸，这样你可以在必要时依次出示两张，甚至拿走一张卡（也许是在蛋糕吃完了，或者是在你不想让他再吃蛋糕了的时候！）。重要的是，要随身携带着它们，既方便你用作视觉线索，也便于孩子向你展示他想要什么。

---

① 原注：有关 PECS 的更多信息，请访问 www.pecs.org.uk。

手势和手语

有沟通障碍的儿童最广泛使用的手语一般都取自于默启通词汇，其中许多内容就像是我们自然使用的手势的夸张版，比如"过来""喝一杯"和"坐下"。它们并没有被用作"手势语言"，而被用来澄清和强调口头语言中的关键词。除了（以类似于图片和符号的方式）帮助孩子看懂你的意思，手语还可以成为一种非常实用的沟通手段。有能力使用它们的孩子可以学着用它们替代自己不会说的词语，或者用它们"提示自己"回想起并说出这个词语。

由于孤独症会影响所有的沟通形式，孩子很可能不会自动理解和立即使用手语，但是，如果你能在说话的过程中持续使用一些手语，那么它们便可以帮助他理解、学习、记忆和使用词语。

我们建议不要刻意教一个非常小的孩子使用手语，尤其是在他还不能指认的时候。孤独症幼儿即使擅长模仿手语动作，也需要有人帮助他从交流的角度运用它们。请记住：教他指认，不仅仅是帮助他用手摆出指认的样子！不过，一旦他们学会了把指认作为一种沟通的手段，有些孩子就会自然而然地开始模仿其他人做给他们看的一些手语。如果孩子开始尝试一些手语动作，你可以在谈论他最喜欢的事物时，试着有意识地使用它们。在激励之下，他有可能会用手语表示他喜欢的东西（比如"苹果""洗澡""火车""小汽车"等），而不是像"请"和"谢谢你"这一类的抽象词语。

有时，当一个孩子开始使用手语，特别是如果我们太急于让他开始时，他就会用一个手语动作"通吃"。例如，每当他想要什么东西时，可能都会使用"苹果"的手语动作，而不会用其他手语动作指代相应的食物（或玩具）。这很可能意味着他并没有真正地做好使用手语和手势的准备，因为他还没有认识到它们连接并"标记"着不同的事物。在这种情况下，最好继续使用指认，也可以试试用图片和符号帮助他索取特定的东西并记住它们的名字。

    当一个孤独症孩子开始能顺利地使用手语进行沟通时，他所做的动作和姿势变化可能仍然相当不精准，比较难"读懂"，尤其是对那些不是每天都能见到他的人而言。在不给他施压的情况下，可以帮助他更准确地做出手语动作。最佳的做法通常是把他的手轻轻地纠正成正确的姿势，而不是仅仅指望他模仿你在做的动作。有时，站到孩子的身后，或者让他站在镜子前面，帮助他调整动作，效果会很好，但你需要确保这么做不会过多地干扰了最重要的事情——孩子传递给你的实际信息。

    许多家长对孩子使用手语和符号忧心忡忡，尤其是在孩子已经开始会用一些词语的前提下，因为他们认为这会阻碍他说话。甚至可能会有人告诉你，这会让孩子变懒——但是，它不会！实际上，有关这些不同的"辅助沟通系统（Augmentative Communication Systems）"的研究已经表明，事实恰恰相反：它们通常会促进言语的发展，而不是阻碍其发展。记住，你只是在说话的同时使用手语，而不是用手语替代说话。孩子觉得它们在各个阶段都很实用，而且其有效性持续的时间长短不一。

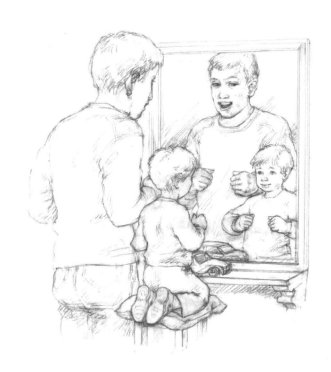

通往言语的发声和语音

我们在其他章节已经叙述过鼓励孩子迈出沟通第一步的各种方法。现在，他可能已经开始在使用一些词语和短语了，或者也可能需要额外的鼓励才能走到这一步。无论如何，他都需要意识到，使用更多的声音（随后是更多的言语）是值得的——不仅对他有用，而且也可以让他很愉快。下面的意见颇为笼统，你们的言语语言治疗师可以根据孩子的情况，给出一些更具体的建议。

鼓励他探索和巧妙地运用口型与发声

一些孤独症儿童被描述为在婴儿时期就"非常安静"，许多孩子错过了咿呀学语的阶段，而普通婴儿在使用真正的词语之前，正是通过咿呀学语练习了大量的元音和辅音发音。

- 让孩子重复并扩展嘴部动作和发出的声音，以鼓励他更多地运用自己的声音。起初，只有当你完全照搬他的做法时，他才可能会感兴趣。很快，你就可以对他的声音做出改编。如果你的面部表情和元音发音真的很夸张，有些孩子会做出更好的回应。你可以添加更多"抑扬顿挫"或戏剧性的声音，甚至可以加入一些自制打击乐器的声音——如果这能让气氛更愉快的话。
- 有时，你可以充分利用镜子练习做出面部表情，也许还可以在脸上画上彩绘引起孩子的兴趣（但如果他不喜欢，请不要坚持）。

    你们可以利用他已经发出的声音，一起玩重复性的"声音播放"游戏。试着重复几次他的声音，或者把两个不同的声音拼接在一起，生成一些小组合；或者加入一个"回应的"声音回复他。这可能听起来有点像婴儿咿呀学语了！随着时间的推移，你可以逐渐添加更多不一样的声音。

- 当你运用"他们的"声音，而不是真正的歌词，哼唱他们最喜欢的曲子时，有些孩子会听得很入迷。所以你可以把"一闪一闪亮晶晶"唱成"啦"，唱成"哔"，甚至是"嗷"，孩子可能会不由自主地加入进来。
- 你可以探索其他可能会让发声变得更有趣的东西，比如，对着麦克风、卡祖笛、硬纸筒、塑料管、蒸锅或录音机发出声音。
- 如果你饶有兴致地回应孩子的声音，那么他最终可能会开始模仿你的一些声音。即使这一开始看起来是单向的，你也可以维持一些声音的"交谈"。时不时地，试着在游戏中穿插不同的语音，动物（或机械）的声音或其他有趣的声音，看看他是否准备好接受更多的"公平交换"。

鼓励孩子使用词语

孩子可能已经开始重复（或仿说）他听到的你说过的一些词语，又或者，他可能仍然只是在发出他自己最喜欢的声音。现在我们来讨论你应该如何帮助他逐步使用单个的词语。我们建议你不要直接"教"他说词语，而是给他创造一切机会去倾听，去理解，并开始以对他有意义的方式使用它们。只是在模仿中重复一个词语，并不是真正的有意沟通。我们希望孩子为了给其他人传递信息而有意识地说出这个词语。就像在指认和手语教学中的那样，意义是必不可少的。

这里有一些鼓励孩子说出第一批有意义的词语的建议。

你自己的语言很重要

首先一定要记住，你对孩子说话的方式对他的语言发展具有重大的影响（参见"理解语言"这一章）。即使你认为他能听懂你说的很多话，但如果孩子要开始自己使用词语，他仍然需要听到大量重复的词语和简单的短语。当你和他一起参与日常活动和游戏时，你可以（或者很可能已经在）自然而然地在短句中强调和重复关键词，尤其是那些与他感兴趣的事物有关的关键词。

例如：

> 帽子。这是你的帽子。戴上帽子！戴在你的头上。
>
> 看！一只狗。汪汪！那是一只狗。狗——汪汪，汪汪——狗在叫！

以他发出的声音为基础

即使你不太确定自己听到了什么，也一定要帮助孩子"把声音转换成词语"。如果你积极地回应，并且把他的声音解读成有意义的词语，那么他在深受鼓舞之后，可能会有意识地说出它们。

例如：

> 凯蒂坐在高脚椅上，看着妈妈为她准备晚餐。她轻轻地对着自己发出"ee""b-b-b"的声音，她妈妈看向她，并模仿了其中一部分声音。于是，她们有了一点重复性声音的"交谈"。
>
> 凯蒂发出了一个不一样的声音"mm"。她妈妈说："Mmmm, mmmm, yum yum.（唔，唔，好好吃呀。）"接着她们重复了这段小小的交流。然后，凯蒂又发出"ee"的声音。她妈妈递给她一小块刚切好

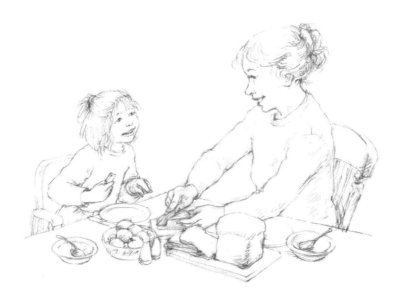

的奶酪，并说："Cheese. Yes, cheese. Yum yum, cheese.（奶酪。是的，奶酪。好好吃，奶酪。）"凯蒂又说了一遍"ee"，她妈妈说："Yes, cheese.（是的，奶酪。）"说完，妈妈又给了她一块奶酪。在凯蒂吃晚餐的时候，交谈继续进行着。

汤姆喜欢在玩耍中被高高地举起。他的爸爸喊道："让我们开始上升！……"同时开玩笑似的把他举起来；接着是"……再下降"，随后再把他放回到沙发上。如果他爸爸在重复这个游戏之前停了下来，汤姆就会向上扭动他的身体，并看着爸爸的脸，表示他还想再"飞"上去。

有一天，在玩这个游戏的过程中，汤姆的爸爸注意到，汤姆在喘口气的间隙，发出了一种咕哝声——"uh"。于是爸爸等着他再发出一声"uh"，便说："Up? Tom says up!（上升？汤姆说上升！）"接着便大喊："Up!（上升！）"同时再一次把他举起来。

重复几次之后，汤姆几乎每次都会说"uh"，而且是有意识的，他的爸爸现在正等着他说它，如果汤姆没有说，爸爸就会问："Up?（上升？）"再等一会儿，然后才说："Up!（上升！）"并举起汤姆。汤姆体验到了言语的力量——可以让他的爸爸做一些惊险刺激的事情。

请注意，在这些例子中，成人们都没有停下来琢磨，"这是一个词吗？不，很可能不是"，也没有小题大做地说："哦，好姑娘，聪明的姑娘，你说的是奶酪。说奶酪，再说一次，奶酪！"这样做可能会令孤独症孩子非常反感。他们也不担心在这个阶段，孩子发音不清晰或者不完整。相反，他们立刻就对孩子可能表达的意思做出了回应，孩子获得了奖励，并开始尝试说话，而奖励的方式是帮助他（或她）看到发出这些声音的意义。

给孩子选择

孩子可能会感到非常困惑：为什么要给他两个东西做选择？有时，把你知道的他最喜欢的饮品、玩具或某种颜色的物品等直接给他似乎更容易。但正如我们在"指认教学"这一章中指出的，选择真的很重要。它们给了孩子额外的沟通机会，并赋予他能够与你协商的感觉。你很可能会发现他发脾气的次数也减少了。

借助实物、图片、手语和词语进行选择（现阶段可能是二选一，以后可能是三选一或多选一），具体取决于当时的情况，以及什么能激励你的孩子。如果在他学习指认的同时就开始提供选择，那么你一定会很自然地拿出两样东西，问他："面包吐司还是蛋糕？""拼图还是汽车？"诸如此类的问题——你在这么问的同时就是在引导他尝试开口说话。正如我们在"互动游戏"这一章中描述过的那样，你也可以在他最喜欢的玩耍程序和体现灵活动作的歌曲中让其选择。

你可以在许多日常活动中给孩子选择权。即使是在你和他一起外出时，你也可以指给他看并提问，例如：

"走这边还是走那边？""秋千还是跷跷板？""巧克力还是糖豆？"

这样做不仅能让你的孩子参与决策、获得沟通的机会，而且可以帮助他学习说出一些新的、不同类型的词语，扩大他的词汇量。

帮助孩子学习新词汇

与孩子身边的其他人积极进行讨论，确定哪些词语可能会对孩子有帮助。这意味着你要思考：对孩子来说，什么是既有趣又有用的？你想让他学什么？

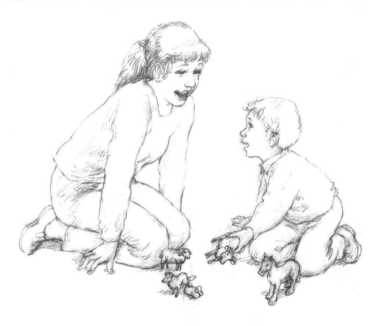

你可能会决定先把注意力集中在一组特定的词语上，比如，身体部位、最喜欢的食物、人名、动物、动作或交通工具，还有那些在日常活动中常用的词语，如"更多""向下""停止""去""完成了"或"帮助"。你可能还会想到歌曲和童谣，可能会利用图片、图书和现实生活情境，也可能会创编许多带玩具的和不带玩具的简单游戏，都是为了帮助孩子学习和使用新的词语。你可以在"分享概念性游戏"这一章中找到更多的点子。

在歌曲、游戏和日常活动中"留白"

从鼓励孩子沟通的角度来看，在唱熟悉的歌曲或做互动游戏时暂停，通常是一种非常成功又令人愉快的方式。你会回应任何一个眼神、微笑或小动作，就好像如获至宝一般。孩子可能已经很自然地开始在他最喜欢的游戏和歌曲中加入声音或词语了。如果他没有，你可以试着在关键时刻多等一会儿，看看他是否准备好了尝试接话，例如：

> 老麦克唐纳有个农场，咿呀咿呀噢，
> 他的农场里有……①

尽量不要每次都提示孩子

确保孩子不会完全依赖你的提示。他会等着你说"你想要什么"（或"喝，说'喝'"）吗？孤独症幼儿容易养成这个习惯，变得"依赖提示"，这意味着他们只能对你说的话做出回应。如果你知道他能说某个词语，那么当他想要某个东西时，试着先给他说话的时间和空间。

例如，你可以在附近放一些葡萄干，或者在一个简短的玩耍程序（或歌曲）结束时停下来，然后不给他任何提示或帮助，只是等待几秒钟。有时等待的时间会比预想的长一点，这是为了让他有时间自发地沟通，所以也是值得的。如果没有你的提示，他就真的无法提出请求，那么一定要帮助他得到

---

① 译注：歌词出自《老麦克唐纳有个农场》（Old MacDonald Had A Farm），这是一首经典英文儿歌，歌词内容围绕农场动物的名字及其叫声展开。读者可参考中文儿歌《王老先生有块地》。

他想要的东西，但要随后再试一次。

帮助孩子泛化

在孩子会主动使用几个词语之后，鼓励他在各种不同的情境中使用它们。例如，如果只有在厨房看到了自己的杯子，他才会要求喝一杯，那么你可以慢慢告诉他，他可以在其他地方索要喝的，而且当杯子不一样，或者他看不见杯子的时候，甚至是当其他人照顾他的时候，他也可以要求喝东西。或者，如果他只会在唱《绕线轴》这首歌时使用词语"pull（拉）"，那么，你可以为他寻找其他的机会使用这个词（例如，脱靴子）。尝试创编包含"pull"一词的游戏，比如，用一块柔软的布料进行"拔河比赛"，或者用手推车（或箱子）互相拖着玩。

应对仿说

一些孤独症儿童会经历漫长的仿说成人言语的时期。当然，模仿词语和句子是学习说话的一项重要技能，普通学步儿也会经历一个复述词语或短语的阶段。然而，孤独症儿童的复述往往更加自动化，并且持续的时间也更长。他们需要额外的帮助才能找到更有创造性的、自发的词语使用方式。总是仿说的孩子说得比懂得多。实际上，他们会说一些连他们自己都无法完全理解的事。仿说是孤独症儿童僵化思维和重复性行为的表现。即便如此，也不要忘记：仿说可以成为通往创造性言语的真正桥梁，并能让孩子好好练习如何组织词语和短语。

如果孩子仿说了你刚刚提出的问题，而不是回答它，这可能意味着他没有听懂你问的问题，也可能是他意识到自己应该回答一个问题，但他不知道该说什么。

什么可能会有帮助？

- 想办法告诉孩子你的意思是什么，可以通过指认，或者通过展示实物、图片或符号等方式。

- 通过模拟怎么说，教他如何回答一些常见的重要问题（如"你叫什么名字？"或"你住在哪里？"）。
- 试着暂时少问一些问题。
- 你也可以利用孩子的仿说习惯。例如，使用简单的词语和短语（包括他的名字）解说他在玩的游戏或他在看的东西，而不是使用大量的问题和指令，如果他仿说的话，他自己也会使用那些词语了。
- 教他用"是"或"不是"回答简单的问题可能会有一定帮助。"是"和"不是"的手语可能会起到提醒或暗示的作用。孤独症儿童似乎特别难把"是"说出口，一个解决办法就是给他提供一些你知道他肯定会想要的东西，并暗示他回答"是"，"你想喝一杯吗，是……""你想要你的扭扭乐吗，是……"他在某种程度上会仿说你暗示的"是……"，他会发现这很有效。

他可能会记住仿说过的问题和句子，下次再遇到类似的情境时，会把它们再说出来。例如，他可能会说"你想要什么？"或"你想喝一杯吗？"，而不是"我想喝一杯"或"喝一杯"。或者，他可能会重复你几天前对其他人说过的某句话，比如"我想他饿了，而且需要洗个澡"——二者的联系就是你正准备打开房门。这可能是他现阶段进行有意沟通的最佳尝试了。

- 假设他正在尝试沟通，试着回应他的需求。
- 试着弄清楚他想说什么，然后说出来让他复述。

许多孤独症幼儿会记住并重复说出电影、故事、视频和广告中的某些广告词、歌曲或短语。他们可能只是喜欢这么做，或者他们只不过是在看到（或听到）能"触发"这些的东西时，下意识地这么做。有些孩子在感到困惑或不知所措时也会这么做，重复说出熟悉的词语可能是"退缩到安全地带"的一种方式。当有人关注到他们，但他们不知道该说什么或做什么的情况下，他们也可能会说出广告词或熟悉的短语。

- 试着弄清楚孩子是不是在试图沟通什么事，或者只是为了"休息一下"（这也许是他需要的）。
- 看看你是否可以加入其中，和他分享故事或广告词（尽管他可能不会让你这样做），或者围绕某本书或某段视频的内容进行简单的交谈。
- 把他的注意力带回你真正需要他做（或听）的事情上。
- 你可能需要限制他看视频的时长，特别是如果他看太多视频，而把沟通的机会拒之门外时。

帮助孩子把词语组合起来

正如我们已经知道的，许多孤独症儿童倾向于复述一整个"大块的"语言。他们可能会觉得这些学到的短语和句子在某些情境中非常有用和有效。但是，这有点像试图通过背诵常用语手册学习一门外语：你能够说出已经学过的句子，却不知道在不同的情境中如何组织新的句子。

为了帮助孩子理解和使用语言，你已经做了很多事情，这些事可能已经在自然而然地帮助他开始编造自己的短句了。另一方面，你也许会觉得他被"卡在了"某句话上，他不会将所学过的词语灵活地组织起来。他可能需要额外的帮助才能自己把词语组合在一起，形成新的短语和句子。这是一个非常重要的阶段，孩子需要花一些时间学习如何做到这一点。你们的言语语言治疗师可以为孩子提供一些具体建议，但这里有两点通用策略可以帮助到你。

扩展孩子所说的话

"扩展"是指你在回应孩子说的话时，增加一个词语或想法内容。你在这么做的时候，要确保自己的声音听起来很自然，不用强调像"a（一个）"和"the（这个）"这类定冠词。如表7.3所示。

表7.3 扩展孩子所说的话举例

你的孩子说	你可以回应
汽车	是的，汽车。汤姆的汽车。
鸭子	哦，是的，一只鸭子！鸭子在游泳。
喝的	想喝一杯吗？ 冷——饮。
更多的	更多的？更多的果汁！
帽子	杰米戴的帽子！
挠痒痒	挠痒痒？给凯蒂挠痒痒！

这样做的目的是让孩子听到并学习你是如何添加词语的，而不是让他只复述你的话，也不是试图"让"他当场就说得更多。

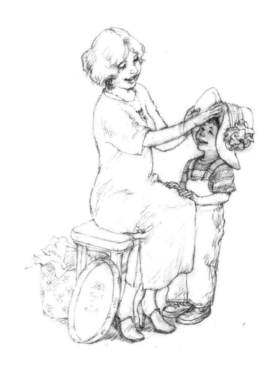

把孩子已经说过的词语作为"支点"或起点

可以使用孩子最喜欢的词语，以多种不同的方式给他做解说，这会有助于他自己也说出同样的话。例如：

爸爸来了	亲亲爸爸
爸爸躺下了	抱抱爸爸
爸爸很伤心	（为）爸爸喝一杯
爸爸（的）鞋子	约翰（的）爸爸
爸爸躲起来了	

或者

弹泡泡	泡泡不见了
吹泡泡	泡泡落下来
大泡泡	泡泡飞上去
更多的泡泡	泡泡在眼睛里

家长们经常问的一些问题

当孩子学习新词语时，我怎么才能阻止他"丢失"词语？

那些在学习使用词语方面需要大量帮助的孩子，随着他词汇量的增加，有时会停止使用先前已经学会的一些词语。他们似乎只能记忆一定数量的词语，但是如果你重复孩子熟悉的游戏、活动或歌曲，或许会发现他在提示下仍然会使用那些已经"丢失"的词语。请记住，他可能还需要额外练习泛化，即在不同的情境中使用他会的词语。

有些孩子会低声细语地说话，直到他们对自己的措辞有绝对的把握为止；有的孩子会变得越来越安静，并最终不再说话。请你尽量不要因为焦虑而强迫他说话，你应该回到互动游戏上，并尝试进行"分享概念性游戏"这一章中提到的一些"倾听"活动。

如果孩子开始能说一些词语，
我们应该停止鼓励指认和用手语（或符号）吗？

不，仍然要鼓励"混搭"的沟通方式。天生语言能力强的人会持续使用手势和其他肢体语言，这让他们的讲话更加生动，也更能表达言语难以描述的事物。那些认为语言很难学的孩子，在他们掌握的词语还不够用时，可能仍然需要使用指认、符号或手语。而且，他们在知道该如何组合词语之前，可能也会想把多种方式结合起来使用。例如，一个孩子在能说出"泡泡朝那里吹"之前，早就会一边说"泡泡"，一边用手指出他想让泡泡被吹到哪里。

我该如何帮助孩子和其他孩子一起玩？

孤独症幼儿在沟通的早期阶段经常需要很多的支持，所以他们一开始只能在非常了解他们的成人那里体验到成功。普通幼儿可能会因为他们的沟通方式不太一样，而认为他们不会玩或者"不友好"。应该教导兄弟姐妹和其他孩子理解和回应孤独症孩子的特殊风格，也可以让他们学一些孤独症孩子与成人一起玩的游戏和唱的歌曲。孤独症幼儿也需要有大量的机会在普通幼儿旁边玩，并且可能需要有人帮助他逐步发展出共享游戏（shared games）能力。有些孩子可以学习使用特定的句子或"脚本"发起游戏。例如，我们可以教孩子说"追我"，然后跑开，再扭头往回看一下，或者教他在对其他人的游戏感兴趣时说"我可以玩吗？"就像本章开头插图中的孩子表现的那样。

寄 语

当孩子准备好并有了说话的动力时，就会开口说话。你不能强迫孩子说话，可以使用推荐的方法帮助他、鼓励他。有两点至关重要：一是尝试从他的角度看待事物，二是利用一切可以激励他、帮助他学习的东西。我们希望他感受到沟通的意义，并享受其中，也希望他能更好地表达自己的需求和兴趣。

学习语言是一个漫长而复杂的过程，对一些孩子来说，他们经历这个过程要比其他孩子更为艰难。具体取决于孩子要学习多少不同的技能，也取决于孩子是否有使用这些技能的机会。虽然学习语言很难，但令人惊叹的是，有些孩子成功了！

第八章　分享概念性游戏

导　读

　　这是本书关于游戏活动的第二个章节，第一个章节是"互动游戏"。你应该在这之前先阅读那一章，因为通过"互动游戏"你可以帮助孤独症孩子尽早找到进入社交世界的路径。即使你只是刚刚开始怀疑孤独症是他的问题所在，也可以试着从互动游戏开始。游戏时会让人感受到与他人分享乐趣的喜悦，或与人轮流做事的快乐，因此孩子能在游戏中意识到与人"在一起"的感觉，游戏让所有孩子（无论是使用手势的，还是使用言语的）都能做好准备进入沟通的下一个阶段——真正的、有意义的对话或交谈。这就是为什么要优先考虑简单的互动游戏。

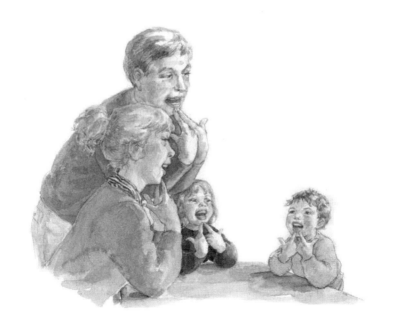

　　然而，当你能轻车熟路地让孩子参与社交并对社交活动产生兴趣时，很可能期待他可以从游戏中收获更多，在他已经取得的成就的基础上再接再厉，更愿意与人交往。有一点也许你早已了然于胸：游戏和探索是每个孩子思维发展的重要组成部分。孩子通过游戏学到的东西，不仅会促进他们的身体协调性和动作技能的发展，还会促进他们的思想和语言的发展。你可能已经在想：孩子因语言障碍在思维和理解方面可能需要额外的帮助——因为如果他不能用言语表达出自己的想法，那说明这些想法本身可能并不太清晰。

　　孤独症儿童在独自探索事物的过程中，不仅深受语言问题的阻碍，而且也会因为僵化思维妨碍学习日常概念。一遍又一遍地观看同一个视频的孩子，几乎没有机会比较不同的视频并获得新的偏好；把小汽车排成一排，并坚持让它们保持相同顺序的孩子，很难用它们玩其他类型的游戏。在随后的发展中，有的孩子单凭记忆就知道他家旁边三个邻居家每辆汽车的车牌号码，却不知道三颗糖加两颗糖等于五颗糖；有的孩子能对着她最喜欢的资料手册中的图片说出20种鸟的名称，可是她在外面的草坪上却认不出一只活的知更鸟。纵然如此，一旦沟通的渠道打开，孩子就有机会向他周围的人学

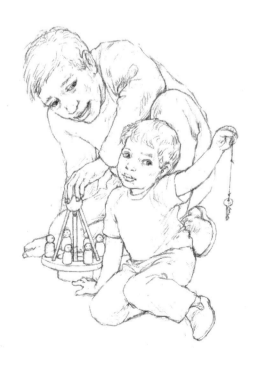

习，互动游戏也会变得更加复杂。

有些孩子之所以会非常焦虑和只关注自己，也许是因为他们很难理解自己的所见所闻，以至于被未知的恐惧淹没了。有些孩子可能会表现为过度活跃或者"四处游荡"，尤其是在学龄前阶段，他们似乎是被自己的身体能量驱使着，无法在一个活动上停留、观察并集中注意力超过几秒钟。还有些孩子沉迷于摇门、旋转东西，或者从各个角度看手指或一个"扭扭乐"。

特殊儿童比普通儿童更加依赖成人玩伴和经验的"提供者"，而且依赖的时间也更长。如果没有成人的关注、理解、想象力和耐心，他们通过游戏实现学习和发展的大部分机会永远都不会出现。与其他特殊儿童不同，孤独症儿童一开始并没有意识到成人可以丰富他们的游戏内容，往往更喜欢独自游戏（solitary play），宁愿重复也不愿丰富。在怀揣着热情帮助孩子学习的同时，我们不能忘记真实游戏（true play）的自发性和探索性。我们并不想强迫孩子学习，而是要创造机会帮助他发现游戏是有趣的，也值得他付出额外的努力。我们邀请孩子来玩，而且会想方设法地让他有可能接受邀请。

总之，当我们和孩子一起玩时，我们的目标不仅是激发孩子学习新技能的动机，还要让他体会到他自己具有一定的掌控权和影响力。这是长大成人的必经过程，是每一个孩子都必须经历的事情。他在游戏中学到的东西，继而又会影响他应对"真实"世界和"真实"生活的方式。一个正在成长中的孩子是通过游戏认识周围世界的。

什么会阻碍游戏？什么会促进游戏？

我们之前提到过孤独症儿童在思考和做事时，倾向于采取僵化和刻板的方式，这种方式有多种表现形式。普通儿童可能有最喜欢的玩具，无论走到哪里，都会随身携带一个破旧的泰迪熊或一本卷了角的图书，但他们也喜欢多样化，以在熟悉的主题中发现变化为乐。当他们的家长加入游戏时，他们欢迎家长提出旧玩具的新玩法建议。然而，孤独症孩子常常抗拒这种改变。对于一个特定的物体应该怎么玩，他似乎有自己的规则，而且可能会强烈抗拒你的新想法（如果他让你加入的话）。正如我们在"结构的开始"这一章中谈论过的，我们想帮助他敞开心扉，接受特定玩具（或活动）的各种可能性。

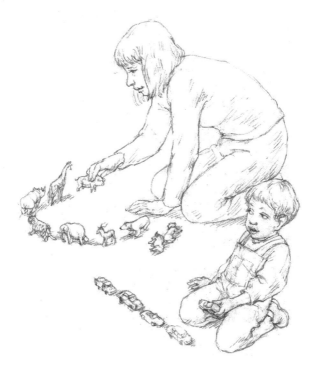

许多孤独症儿童痴恋于某些类型的物体，以至于根本看不见其他的事物，这也是他们抗拒改变的一种表现。山姆的妈妈被问及"当山姆第一次开始玩一个新玩具时，他是否会探索它的玩法"，她仔细地想了想，说："他看起来好像是在探索它。"然后她补充道："但实际上，我知道他只是在问自己'这里有锁（或钥匙）吗？'——如果没有，他根本不会对此产生兴趣。"山姆对锁和钥匙的迷恋使他无法充分探索其他事物。

问题在于，我们真心希望孩子能以一种开放的方式进行思考，否则他们的智力发展就会受限，至少目前是这样。山姆探索玩具的方式是问自己一个封闭式问题：一个答案只有"是"或"否"的问题。普通儿童在探索玩具时会问自己开放式问题："这是什么类型的东西？""它是做什么的？""它是如何工作的？""我还能用它做什么？"这些问题有可能让孩子的思绪不受限制地往前延伸，甚至会让他在对这个玩具玩得越来越顺手的时候考虑新的可能性。

认识到孩子思维开放的重要性给我们带来了一个难题。我们不能强迫孩子违背自己的意愿以开放的心态去玩，游戏应该是有趣的、愉快的、自愿的，事实上，也应该是好玩的。然而，我们知道思维开放很重要。因此，我们必须努力让他更容易做到这一步，这也就意味着妥协。

如果你已经在"互动游戏"中做了很好的准备，那么就让孩子对你和你所做的事更感兴趣，甚至可能更愿意与你分享他的游戏。如果你想让他在游戏中多接受一些你的想法，要慢慢来，不要期望在这个阶段就能够改变他最执着的事情。例如，如果他习惯于把玩具排成一排并坚持让它们保持相同的顺序，不要一开始就试图改变它，要尊重他已经排好的顺序，在保持原样的情况下对这种排列进行解说，然后，也许是在距离他不远的地方，用与他不一样的玩具开始排你自己的样式（或许是一个圆形）。如果他对你的样式感兴趣，想要往里添加东西（或者开始改变自己的样式），他的想法就已经改变了一点，而你也已经帮助他按照他的方式做到了这一步。看看"结构的开始"这一章中"选择优先事项"的部分可能会对你有所启发。

同样，如果他反反复复地玩某些玩具（或物体），那么，在改变他的一些规则时，不要坚持让他与你分享这套动作。你可以坐在离他几步远的地方，试着使用类似的材料，但用略有不同的玩法，一边玩一边解说你在做什么："妈妈正在搭一座大塔楼，它越来越高……它倒下来了。""爸爸叫来了救护车，呜哇——呜哇。"如果你看起来玩得很开心，但没有强迫他加入，你可能会发现他很想加入你，并尝试新的变化。如果他已经习惯了在互动游戏中轮流发言，或许他也会轮流尝试新的想法。

许多家长说，他们的孩子通过互动游戏开始表现出幽默感。这常常发生在孩子看到你以一种略微古怪的方式做一些熟悉的事情，并意识到这种改变可能很有趣而不是威胁时。在"使用口头语言"这一章中，当杰米的妈妈把她最好的帽子戴到他头上时，他脸上露出了灿烂的笑容；还有一个学龄前孤独症孩子把自己的杯子倒扣在头上，说："杯—帽！"这是他开的第一个玩笑。改变和开玩笑对孤独症儿童来说都很难——假装的想法也是如此（例如，把杯子假装成帽子）——但不知为什么，怪异的元素和当下的幽默帮助这个孩子理解了假装是什么。

你可以带孩子这样玩，把八到十个不同颜色的塑料杯围成一圈，倒扣着，再在每个杯子下面藏一个各不相同的塑料小动物，记得是随机藏，这样他就无法轻易地预测出每个杯子下面是什么，然后让他打开每个杯子，看看里面有什么，与此同时，你在一旁夸张地做出惊讶的反应。这里的重点是，你和孩子每次都要把玩具藏在不同颜色的杯子里，这会让孩子的思维变得灵活一点。（这不会妨碍你们在另一个时间玩配对游戏，也许是匹配不同颜色的积木和不同颜色的杯子，并且只用三到四个杯子——游戏的效果可能不同。）

模 仿

更复杂的社交游戏一般会涉及模仿，模仿是一项极为实用的技能，所有儿童都需要借助它学习一整套的技能，当然也包括学习词语以及如何使用它们。普通儿童从出生后的第六个月就会开始自然地模仿，而且他们的模仿几乎总是社会性的，也就是说，你可以看出他们意识到了自己正在尝试跟你做同样的事情——通过看着你，与你进行眼神交流，微笑并再试一次，他们的意图一目了然。孤独症儿童在模仿方面遭遇到的困难要多得多，而且他们不会把模仿当成一种社交游戏——他们似乎是在一种"社交真空"环境中模仿，甚至经常等到你已经转身离开之后，他们才会模仿。有时，就像我们在探讨仿说（见"使用口头语言"一章）时所提到的那样，一旦他们开始模仿，方式就会非常死板。

尽管如此，由于社会性模仿是一项十分重要的技能，我们必须设法教授它，而通过游戏实现这一点，是最好的方式。请记住一个显而易见的事实：我们模仿孩子，比孩子模仿我们更容易，在"互动游戏"一章中我们也提到过这一点。简单来说，我们可以以此为出发点，试着用声音引发一个轮流反馈的相互模仿。例如：

丹尼尔碰巧咳嗽了一下，他的妈妈精确地模仿了他的咳嗽声。

丹尼尔没理她，但又咳了一声（他的喉咙发痒）。

他的妈妈又模仿他，这一次更是加重了语气。

当他再次咳嗽时，她也大声地咳了起来，时机合适的话，她还与丹尼尔进行眼神交流。丹尼尔的注意力被吸引过来，他再一次咳起来，这一次几乎是故意的。他的妈妈也跟着咳了一声，然后说："丹尼尔咳嗽——妈妈咳嗽！"并又咳了一下。丹尼尔又咳了一声，看上去满怀期待。现在，他和她一样在模仿，而且是在进行社交层面上的模仿。

你可以继续尝试模仿孩子偶然发出的任何声音。一旦他开始模仿你的声音，请试着引入一种他不太熟悉的、新颖而有趣的声音。最后，你们都会期望有一组声音可以互相模仿，而且只要你俩都觉得有趣，你和孩子都可以时不时地改变声音。

幸运的话，你可以把这个活动变得更复杂，同时使用声音和动作，但要记住，一开始你要先模仿他，向他演示如何进行社会性模仿。普通儿童也很喜欢这个游戏，如果兄弟姐妹也加入模仿活动，应该有助于孤独症孩子掌握其中的诀窍。选择一个孩子会自发地发出声音并做出动作的时刻（比如，他一边用勺子敲餐桌，一边大喊"咚咚咚"，甚至是兴奋地跳起来尖叫），你跟他做同样的事，然后停下来等他。（如果不止一个人在模仿孩子，这情景可能颇具戏剧性，孩子可能会停下来，惊讶地看着你们。）无论他接下来做什么，请你再跟着模仿，然后再停下来。只要他喜欢，就继续下去，但不要给他施压——你可能需要等待，然后再试一次。

为这个游戏取一个名字或设定一个"信号"会更好，有一个家庭叫它"滴答（D'dah）！"游戏，因为他们家开启这个游戏的信号是大家把手举过头顶，并夸张地宣布"滴答！"在一段时间里孤独症孩子做出一系列动作和发出声音，让其他人模仿（这可能会让他非常满意，正如你在本章开头的插图中看到的那样），当其中一个模仿者做出或发出一个虽然简单但引人注目的动作或声音时，看看孩子是否会在轮到他的时候进行模仿。这可能是一种更加灵活、社会性更强的模仿形式，比我们通常期待在这个年龄段的孤独症孩子中看到的模仿要高阶得多，而且可以以日渐复杂的方式构建它。一如往常，我们试图打造一个优质的基础和框架支持孩子取得更大的进步，而且在这类游戏中，你也在提升孩子的专注力（观察和倾听），这对他的发展不可或缺。

专注力

有的人认为，孤独症儿童的主要问题之一是缺乏专注力。对此，我们真的无法苟同，因为我们看到孩子在让他们着迷的事物上——旋转的物体（不管是洗衣机还是旋转的硬币）、电视天线、金属表面的反射光、摆动门、电视上的飞镖或斯诺克节目，以及托马斯火车等——是非常专注的。或许更准确的说法是，他们似乎把注意力都集中在那些看上去不会给他们带来任何结果的事物上，而不是那些我们认为有趣、会带来成就感的事物上。

过度地鼓励他们对这些事物的痴迷，希望孩子最终会厌倦它们，真的

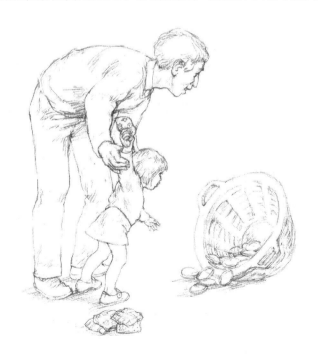

无济于事。他是不会厌倦的！然而，至少我们知道什么能激励他，有时我们可以利用这个动机作为一个"切入口"，然后尝试从这一点出发拓宽他的兴趣。例如，如果一个孩子很乐意帮助他的妈妈做一个托马斯火车形状的蛋糕，我们可以以三个不同的方式引导他：玩其他种类的烹饪游戏，引发他对其他交通工具产生兴趣，以及尝试教他画托马斯小火车。从某种意义上说，我们要试图在孩子喜欢的事物"类别"上制造变化。

我们在"互动游戏"这一章中描述过如何运用古老而熟悉的童谣组织互动游戏，如果你在这方面已经做得很成功了，便可以通过这些方式与孩子进行近距离的身体接触——你与孩子并排坐在沙发上或者把孩子抱到你的膝盖上，一起哼唱像《这只小猪去了市场》①《围着花园转啊转》②《做蛋糕》③《马儿，马儿》④《绕线轴》以及《女士这样骑着马》⑤这样的童谣。这不仅给了你们深情拥抱的机会，还能鼓励孩子观察你、倾听你——因为孩子对童谣描述的内容和动作都非常熟悉，容易保持注意力。哼唱童谣也给了孩子一种期盼和顺序感——"我知道接下来会发生什么"的感觉——这让他感觉一切尽在掌控之中，并能提升他专注于做一整套动作的能力。手指游戏（如

---

① 译注：《这只小猪去了市场》(This little piggy went to market) 是英文童谣《这只小猪》的另一个版本，二者内容略有不同。可搭配脚趾游戏或手指游戏（详见"使用口头语言"一章）。

② 译注：《围着花园转啊转》(Round and Round the Garden) 是一首与手指游戏有关的英文经典童谣，通常由一个成人与一个孩子一起玩。玩法：在念（或唱）童谣前两段时，成人用手指在孩子的手掌上画圈。在念（或唱）第三段时，成人用食指和中指爬上孩子的胳膊，在念（或唱）最后一段时，成人给孩子挠痒痒。

③ 译注：《做蛋糕》(Pat-a-cake) 出自《鹅妈妈童谣》，可用于拍手游戏。童谣中的"B"和"Baby"可分别替换成孩子名字的首字母和孩子的名字。类似《你拍一，我拍一》。

④ 译注：《马儿，马儿》(Horsie, Horsie) 又名《马儿，马儿，你别停》(Horsie, Horsie, Don't You Stop)，出自《鹅妈妈童谣》，可用于弹舌练习。

⑤ 译注：《女士这样骑着马》(This is the Way the Lady Rides) 英文经典童谣，适合用于膝上骑马游戏。玩法：孩子坐在成人的膝盖上，成人先是轻轻地弹跳，模仿女士优雅地骑马，然后配合童谣内容和节奏，或快或慢地弹跳，最后可以是一个大反弹，举高孩子后假装摔下来。

《小小蜘蛛》[①]）则更进一步，它还有助于孩子模仿能力和手眼协调能力的提高。如果你已经忘记了童谣的内容，可以在当地图书馆的儿童区找到很多有用的绘本。

如果坐在你的大腿上意味着要看着你的脸，孩子便会拒绝。即便这样，你也不要放弃膝上游戏，可以让孩子转过去，背对着你（要么坐在你的大腿上，要么坐在你旁边的沙发上），然后把你的手伸到他的前面做这些动作，也可以尝试和孩子一起坐在镜子前。假以时日，为了听到他喜欢的童谣，他可能会容忍你近距离地面对他。家长们有时会觉得不满，因为这似乎是在把爱的触摸强加给一个看起来并不喜欢它的孩子，但永远都不要放弃快速的拥抱，哪怕只是一次轻轻的触碰或抚摸。如果你温和地坚持下去，孩子迟早会喜欢上它，特别是如果他把它与自己喜欢的活动联系在一起。

有学习障碍的孤独症儿童

普通儿童在游戏中是被自身活跃的思绪引导着。正如我们看到的，他们看着一个玩具或其他陌生的物体，脑海中立刻浮现出各种各样的问题：这是做什么用的？我能用它做什么？如果我做了这个或那个，会发生什么？当他们尝试解答这些问题时，所发生的事情会带给他们更多的想法，使探索变得越来越复杂。

对一个有学习障碍的孤独症孩子来说，这些有趣的问题不会如此迅速地出现在脑海中，也不会那么容易地引发他进一步的思考。他可能会停止玩玩具，因为他的思绪已经完全停止了。在这时，他不会继续探索玩具，而是可能会丢掉它或者把它扔到一边——"砰"的一声！——突然之间，他发现自己做了一件有趣的事，就这样，一个想法有限的孩子学会了把扔玩具作为他玩玩具的主要方式。这又使他不太会把玩具拿在手里把玩太长时间，更别说找到新奇的玩法了。要知道，许多孤独症儿童觉得物体从他们眼前快速掠过

---

①译注：《小小蜘蛛》（Incy Wincy Spider）又名 "Itsy Bitsy Spider"（美国版），是最受欢迎的英文童谣之一，也是经典的手指游戏，用一只手的拇指触碰另一只手的食指，两手一起往上移动，模仿爬行的蜘蛛。

特别刺激。

　　当孩子似乎在游戏中"卡住了"——他不知道接下来该怎么办时——你需要思考：现在，他觉得什么是值得做的，以及你如何做。如果他反复地扔东西，你可以明确地说："卢克，不要扔东西！"但也要确保你向他展示了更积极的行为方式。你可以参与其中，鼓励他在推倒积木之前先搭得更高；让他把柔软的沙包扔进洗衣篮里（培养瞄准技能）；试着在篮子里放一个发声器（铃铛、果酱罐的盖子），并鼓励他在扔的同时也注意听声音，也许其中会有他喜欢的某种特别的声音呢？给他演示制造类似声音的新办法，帮助他尝试新的发声活动，逐步增加声音的种类，并让他开始体验节奏，鼓励他跟随节拍适当地活动身体。

　　孤独症儿童的家长经常觉得他们的孩子根本不会玩。的确有一些孤独症儿童可能看上去没有玩或探索的欲望。让我们试着从孩子的角度看待这一点。如果我们把孩子的行为看作他在试图理解这个世界——记住，他可能会觉得自己无法控制它——我们可以试着设身处地地想一想他的困境。玩具发出的声音能帮助他更好地了解玩具吗，还是会让他感到害怕和困惑？这些玩具带给他的惊吓多过惊喜吗？如果是你，你会厌倦这个玩具或是觉得它太复杂了，完全玩不明白吗？他是否已经放弃了，只因为他的注意力有限，总是无法坚持到最激动人心的时刻——游戏的巅峰或"回报"环节？

　　像这样设身处地地为孩子着想，常常会让我们意识到他为什么觉得玩耍并不愉快。这样，我们就已经想出了一半解决办法：让他体会到游戏有各种可能性以及回报，进而让他有一个令人满意的学习体验。

　　这个世界对有些孩子来说是复杂难懂和混乱的，对于这样的孩子，他最需要的是一个安静的房间和一个有耐心的成人，后者会引导他体验一种玩具的可能玩法——种类丰富的玩具只会让他更加困惑。

"成长中的孩子通过游戏理解他周围的世界"

　　这是本章迄今为止最重要的一句话，因为我们的工作就是让游戏对孤独症儿童和其他儿童发挥作用。孤独症孩子可能天生不太会玩，但我们仍然可以找到办法让游戏发挥其作用。如果这能让他们更轻松地理解周围的世界（make sense of the world around him），而不是感到困惑和焦虑，那么我们付出再多的努力也值得。

仔细想想，"sense"这个词有两种截然不同的用法。我们在这里把它用作"意义"：making sense of things（理解事物的意义）与getting meaning from them（从中获取意义）是一样的。但我们也讨论"the five senses（五种感觉）"——听觉、视觉、嗅觉、触觉和味觉。

我们运用这五种感觉获取信息，然后（我们的大脑）把这些信息组合在一起，进而理解意义或获取意义。在我们能够通过这种方式理解它们之前，这些信息本身并没有多大用处。尽管如此，我们在感觉信息处理方面练习得越多，就越能更好地把零碎的信息整合到一起，从而更好地理解它们的意义。

通过与孤独症孩子一起玩，我们可以帮助他注意到他的感觉在告诉他什么。普通儿童，包括视力低下或听力低下的儿童，都有社会共情。普通儿童天生就能感受到别人的感觉——他们几乎是自然而然地会"设身处地地站在你的立场上"，猜测你可能的想法或感受。即使他们刚刚会走路，他们也会走过来，给你看一些他们觉得有趣的东西，因为他们期待你也会感兴趣。这条通往他人感受的热线就是社会共情，而孤独症儿童的社会共情确实非常弱。在社交世界中，共情是充分沟通的必要因素——而且极难教授。孤独症孩子需要我们帮助他从仅存的感觉中提炼出最好的信息，并让它变得有意义。幸运的话，孩子的共情能力可能会得到改善。

实际上，我们最好是用不同的词语描述这"五种感觉"。像"看到"和"听到"这样的词有点被动，事实上，它们在提醒我们，大多数人都是不由自主地看到和听到不断出现在眼睛和耳朵里的景象和声音。如果我们要专注于意义，就应该努力让孩子成为一个积极感知的人。这意味着我们必须帮助他不仅仅听到（hear），还要倾听（listen）；不仅仅看到（see），还要观察（look）；不仅仅触摸（touch），还要感觉和探索（feel and explore）；不仅仅闻（smell），还要嗅出气味（sniff to get the smell）；不仅仅尝到（taste），还要主动品尝（actively savour）。

帮助孩子去倾听

对孤独症孩子来说，倾听他人尤其困难，一方面是因为孩子往往没有注意到其他人说话前的肢体语言，所以他没有准备好倾听；另一方面是因为家长或教师经常对着一群孩子说话，但孤独症孩子并不认为自己属于这个群体。在帮助孩子处理他听到的声音时，你的声音也是这个听觉体验的一部分，这一事实可以为他以后的学校生活奠定良好的基础。

首先，如果你习惯于为了陪伴或安抚孩子播放"背景音乐"或电视，这样做会削弱其他声音，并导致他不去倾听。所以，请谨慎使用！

我们希望他意识到：

- 有**很多不同的声音**。你自己先倾听，并用一种夸张的、"表演"的方式向他展示你正在倾听——手指放在嘴唇上，眼睛睁得大大的——试着让他也听一听。你制造出一些声音，如果声音细小——纸张或玻璃纸的沙沙声、电话拨号声、手表的滴答声、圆珠笔的咔嗒声——就把声源凑近他的耳朵，再让他以同样的方式模仿这些声音。有时也可以制造一些非常嘈杂的声音——敲平底锅、跺脚、吹口琴、打开CD播放器和唱歌。（有些孤独症孩子会觉得某些噪声听起来非常有压力，所以如果他表现出紧张，就迅速停止。）

- 声音可以**同中有异**。用同一个声音演绎不同的声效：一个声音可高可低，可响亮可柔和，例如，看看他是否能模仿你说"小点声，小点声，小点声""大声点，大声点，大声点"或者从极小的轻敲声变成巨大的砰砰声。用木琴弹出不同的音符，用一把勺子敲击十个不同的物体也会发出不同的声音，这同样有趣。一位父亲就曾把大小不同的空罐子吊起来敲打（确保罐口平整）。如果能确定孩子不会打碎瓶子，那么装有不同水量的瓶子也很棒。试一试抓挠或用手指轻弹不同物体的表面。用三个碗分别装上干豌豆、大米和糖，让孩子搅拌，并留意搅拌时发出的不同声音（也可以以此作为猜谜游戏）。

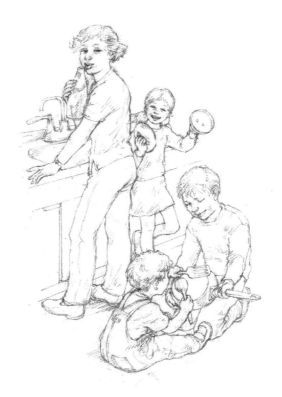

- **可以用嗓音模仿其他声音。**家长们会很自然地模仿小孩打喷嚏和咳嗽，这样做很好，因为这反过来教会了孩子模仿。我们也会这样模仿其他声音。对很多孩子来说，"brrmmm-brrmmm"是他们说的第一个"词语"（不过孤独症儿童很少是这样）。你可以有意识地扩展它，当你听到一声"brrmmm"时，就大声地说"bang"，模仿洗衣机工作的声音、猫或狗的叫声、嘎吱作响的门声、快速流动的水龙头发出的"嘶嘶"声，以及水流进排水孔发出的汩汩声，并鼓励孩子也这样做。

- **声音有方向。**他需要能够定位声音的来源。尝试（用夸张的询问表情）问问他日常的声音（摩托车、冰激凌车的铃声、狗叫声）从哪里来。如果他开始会开玩笑了，就会在指给你看之前，查看一下所有不可能的地方。可以设计一个游戏：把他身后的玩具摇晃到一边，如果他转向正确的方向，就可以得到这个玩具。可以一起寻找听到的声音——猫叫声、割草机声、挖掘机声。在其他人的帮助下，你可以把倾听和寻找声音的游戏变得相当复杂。

- **声音是有意义的**。谈论并演示不同的声音在向你们传递什么信息。当你听到叮当作响的牛奶瓶声、小汽车声、门铃声、婴儿啼哭声、雨声或风声、脚步声、有人念出地垫上的字母的发音、电话铃声等声音时，试着让他先和你一起听，再说说那是什么声音，然后让他看到你对此做出的反应（或者让他自己做出反应——比如，从地垫上拿起对应的字母）。如果他已经进入了猜谜游戏的阶段，你可以在桌子上摆放三种不同的声音制造器（比如，平底锅和盖子、两把勺子、两个金属罐），让他自己遮住眼睛，猜一猜是什么东西发出的声音，或者让他制造声音，你来猜。

帮助孩子去看

我们希望他意识到：

- **看是很有趣的**。可以收集一些让人眼前一亮的废旧材料，除了图片，还包括有趣的图案、表面反光的金属纸、亮晶晶或微微发光的小块材料、羽毛等，把它们贴在一本纸板书或塑料册子里，和他一起浏览并欣赏。许多孤独症儿童都对镜像感兴趣，要让他知道你也一样，可以与他一起照镜子，也可以趁外出时在水坑和商店橱窗里寻找你们的镜像，还可以在阳光明媚的日子里，和孩子跳到彼此的影子上。和他一起看向窗外，并试试唱这首歌（用《他是一个快乐的好小伙》的曲调唱）：

正在朝窗外看，正在朝窗外看，

正在朝窗——外——看，看看我们能看到什么！

我们能看到一……（如果他可以的话，就等着他做选择）……
棵树

我们能看到一棵树

一棵花园里的树，一棵花园里的树，一棵花——园——里的树，

这就是我们能看到的！

只要他喜欢，就继续唱下去，其他家庭成员可能会愿意加入进来，这首歌也很适合在汽车或火车上唱。你可能还记得这首歌来自"互动游戏"这一章。在这里，它是一个很好的实例，说明当孩子学会了指认和口头表达时，共享游戏可以变得更加复杂。

- **通过观察进行探索是值得的**。尽量预防他丢下或扔掉玩具，因为他需要观察足够长的时间，才能找到这个玩具的有趣之处。"说服他"接受这个玩具，帮助他发现它最吸引人的特征。如果是一个动作玩具①，确保他看到动作发生的那一刻。如果孩子玩得成功，你要热情洋溢地表扬（或赞赏）孩子——纵然大部分都是你的功劳，也请让他感受到这是他的成就。如此就值得他再试一次，而这一次要观察得更仔细些。

- 他可以**通过看，找到他想要的东西**。不要把一个玩具放在他手里后，就不管了，鼓励他从两三个玩具中挑出一个，这样他就会从一个看向另一个。当他正在看一个他喜欢的玩具时，用一个垫子盖住它，并鼓励他找到它——如果必要的话，可以让他偷看一眼。躲猫猫和捉迷藏游戏都会帮助他看，但要记住，对孤独症儿童来说通过扫视，找寻东西常常很难。你可以使用多种容器，有盖或无盖的盒子、纸袋、旧的手提包、有松紧带开口的布袋，把玩具放进去让他寻找。

- **图片代表实物**。把图片贴在墙上让他看（并和他谈论），仔细地筛选图片，保证图片清晰，内容是孩子熟悉的事物。避开卡通式的图画和难以看懂的烦琐线条，一些带有字母或动物的长卷画和照片海报就特别好，图画书也可以。刚开始你可以寻找简单的、撕不烂的卡

---

① 译注：动作玩具（action toy）指关节可以转动或移动，或者可以做出特定动作的玩具。

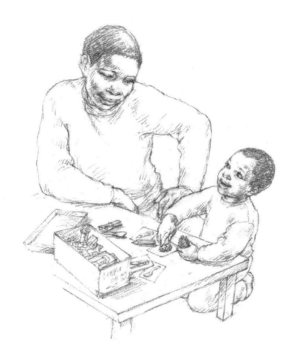

片书或从杂志上剪下图片，做成剪贴簿。筹备实物—图片的配对游戏材料：找到熟悉物体的图片（如果方便打印的话，可以自己拍照打印），把它们贴在卡片上，尽可能让图片内容与真实的物体保持一致。我们这样处理过钥匙、梳子、晾衣夹、玩具车、塑料大象、棉线轴、松果、串珠、铅笔和勺子。给孩子看图片，让他找到对应的实物并放在图片旁边（一开始只有三个选项）。之后，你可以制作另一组图片，这次的图片内容看上去可以与实物不太一样（比如说，另一种钥匙或不同类型的汽车），这样他就必须在理解实物概念的基础上进行匹配，而不是以具体的外观——这种操作的难度更大。

- 有些东西**是相似的**，有些是有所不同的。寻找可以配对的玩具——颜色对颜色，形状对形状，大小对大小。在厨房里、在街上或在公园里，指出相同与不同：大勺子和小勺子，一辆红色汽车和另一辆红色汽车，一朵雏菊、一朵毛茛，以及另一朵毛茛。一起给图片配对，可以是你自己拍的照片，也可以是游戏"抓拍"或多米诺骨牌上的现成图案。给他做一本小相册，里面有他最熟悉的人的照片，并在翻看的时候谈论他们："简和埃米都留着长头发，本的头发很短。"

帮助孩子去触摸和感受

我们希望他意识到：

- 世界上的事物都有**各自的特征**，我们可以通过触摸去感受。它们可以是硬的、软的、冷的、暖的、湿的、干的、毛茸茸的、多刺的、有弹性的、粉状的、光滑的、粗糙的、锯齿状的、易碎的、多孔的、易破裂的、潮湿的、长的、短的、重的、轻的、摇摇晃晃的、可移动的、坚固的、薄的、厚的、大的、小的、高的、易塑形的、凹凸不平的、黏糊糊的、活跃的、灵活的、僵硬的、圆形的、中空的、平的、头重脚轻的、有铰链的、扭曲的、多边的、油腻的、可倾倒的、可搅拌的、丝滑的、扎人的、海绵似的，也可以兼具这些特征中的几个。这里列举了48个"触觉"词语，你看到这其中的每一个词，可能都能联想到一个符合其描述的物体。然而，如果你在厨房或花园里走一遭，你就会发现许多物体并不能完全用这些词语描述。

  有些孩子讨厌被触碰（有时被描述为"触觉防御"）。如果你的孩子是这样的，不要把这些触觉体验强加给他，但你也不要放弃。也许你能够激发他的动机，或者找到一种令他比较舒适的（声音或视觉）方式。你可以准备一条温暖的湿浴巾或粗糙的毛巾，随时"擦掉"他不喜欢的感觉，这样可以提高他的忍耐力。

- **触摸是有意义的**——通过触摸我们可以知道这个物体能做什么。圆的东西会滚动；如果我们按压得太用力，多刺和尖锐的东西可能会让人感觉疼痛；黏糊糊的东西会在我们手上留下黏性，等等。和以前一样，你可以给孩子提供机会让其体验，与他谈论（即使他听不懂你说的是什么，也要坚持说），给他示范。

- 通过手和手指的触摸我们能**更敏锐地捕获有关事物的信息**。有些孩子在拿东西时，要么紧握，要么手松使东西掉落，不会用适中的力度持物。他们必须学会用手指轻轻地握住东西，并轻轻地转动它们；他们必须学会用一只手拿着玩具，用另一只手触碰它，才能有效地探索和使用该玩具。一旦孩子学会了，你可以试着制作一个"触觉袋（feely bag）"，里面藏有他熟悉的小物体——在袋子上留一个开口，方便他把两只手伸进去，并要求他只靠双手触摸找到你要的东西。

- 从手和手指的触摸中**可以获得乐趣**。有些孩子喜欢用手指触摸和摩挲凸起的图案，喜欢轻抚妈妈的头发或爸爸的胡须，或是喜欢摸爸爸满是胡茬的下巴。有些孩子喜欢抚摸熟睡婴儿柔软的脸颊或猫咪小巧柔嫩的耳朵。鼓励孩子学习温柔地触摸，并思考正在触摸什么。

- **在全身的触觉体验中**找到快乐和刺激。这样的体验可能是：洗完澡以后，被一条温暖的毛巾裹着"粗暴地"擦拭；在浴缸或游泳池里拍打戏水（如果孩子害怕湿滑的浴缸，在他身下垫一块小毛巾，或者在浴缸里放一个塑料衣篮，让他坐在里面）；在一堆落叶中踢来踢去（你可以和他一起踢）；在大风中行走；努力在泥泞里保持平衡；从草坡或帚石南①上滚下来；在蹦床或充气玩具上弹跳；骑旋转木马或小马；荡秋千、玩雪橇滑梯和跷跷板。其中一些体验可能会很吓人，如果你的孩子很紧张，就不要强迫他（重要的是他应该好好地享受它们！）。但你需要找出是什么吓到了他，以及你可以怎样安抚他并带他找回乐趣。这些体验让他对这个世界有了宝贵的认识，但它们也充满了惊险刺激，让孩子开始与其他人分享他的兴奋感。因此，它们也可能会促进他的社会沟通。

---

①译注：帚石南（heather），常绿小灌木，欧洲著名的地貌植被品种之一，普遍比较矮小，常出现在山坡、荒地等处。

帮助孩子运用嗅觉

我们希望他意识到：

- **气味是多种多样的**。评论一下你们在一天当中闻过的不同气味，无论好坏！也可以用手势表示你注意到了气味——捏住或抽动你的鼻子，做出"非常欣赏"的表情。记住，他可能会喜欢你不喜欢的气味，你也可能如此，不同的人对汽油、浓奶酪、地铁车厢和烟草气味的看法不同，而且，许多人尽管不喜欢其他人的体味，但是他们很喜欢自己身体的气味。所以，你可以试图阻止他在厕所里玩水，但不要把自己对气味的偏好强加给他，这不太好！

- 他可以**主动地闻一闻气味**。大多数孩子都分不清吸鼻子和擤鼻子——找一些有趣的东西让他闻，加上你的示范，足以帮助他区分。给他提供有不同气味的不同东西——防腐木、在你指间被捏烂的香叶、

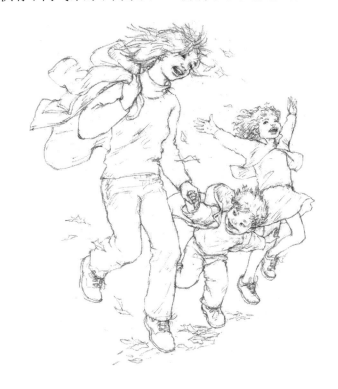

肉桂、生姜、咖喱、酸奶、小山羊皮、醋。很显然，不能让他玩他可能会吃或会洒掉的东西，但也不要因为这些必要的限制而剥夺他有这些感官体验的机会。

- **气味是有意义的。** 多数情况下，我们首先是通过气味确认情况的——例如，吐司烤焦了！与孩子分享这些气味及其含义——"牛奶变酸了""某个地方有篝火""晚餐快准备好了""爸爸煮了咖啡""简正在粉刷她的房间"。帮助他识别常见物体——橘子、柠檬、肥皂、可可、洋葱等的特有气味。一位妈妈做了一个"嗅觉盒"吸引她的孩子——她把诸如废弃香水瓶、丁香花、茶包、香皂、干橘子皮和干薄荷叶之类带有"好闻气味"的东西缝在了小棉布袋里——有些孩子会享受猜气味的过程，有些孩子则只是想闻一闻它们。

有一些孤独症孩子对气味过于敏感。他们可能会闻食物，却拒绝吃它，或者他们可能会在超市闻别人，让你备感尴尬。如果孩子是这样的，你可以选择忽略以上这部分内容。

帮助孩子揣摩味觉

味觉是一种比其他感觉更难讨论的感觉，这是因为在一定程度上它与实际吃东西的想法混杂在一起，以至于我们发现很难把它与我们对它的感受分割开。孩子可能会把味觉与吃饭时的"斗争"联系起来，我们也可能会这样。对大多数人来说，这是最糟糕的，因为作为家长，我们很可能会觉得自己最大的责任就是好好养育孩子。

除此之外，味觉还与其他感觉混杂在一起。很明显，它与气味密切相关，如果我们因为感冒而失去了嗅觉，很快就会发现这一点。它也会被食物的手感和质地影响。例如，孩子可能会讨厌鸡蛋、果冻和黄油，因为它们的手感让他感觉恶心；或者他可能会吃任何嘎嘣脆的东西，而不管它的味道如何，包括泥土和砾石！食物的外观也会影响我们对其味道的感知，这就是为什么好的厨师会注意让食物从颜色和外形上看起来都很开胃。事实上，低视力的孩子通常很难喂养，因为食物对他们缺乏视觉上的吸引力。

我们确实希望孩子能享受用餐的快乐（我们也想乐在其中），也想让他接受多样化的饮食，一方面是为了他的健康，另一方面是因为与不挑食的孩子一起生活要容易得多，而且多样化的饮食会给他带来很多的乐趣。遗憾的是，"抗拒改变"是孤独症儿童的一个特征，在涉及食物时，这种抗拒往往会表现得格外强烈。许多孩子只吃四五种食物，或者只吃一个特定品牌的食物。孩子可能还有某些饮食限制，这会让饮食多样化举步维艰。

在食物限制范围内，设法提供尽可能丰富的口味。例如，孩子经常品尝甜、咸、酸、苦，或清淡口味的东西吗？你在做饭时，会像玩游戏一样让他试着用舌头品尝一点点味道，以便他能了解各种配料的风味吗？你只给他吃甜食，还是会试着让他冒险品尝一些重口味或奇特的味道——也许是在做一些不同的食物（如凤尾鱼、橄榄、浓奶酪、螃蟹）时，用指尖蘸一点点让他试试味道？即使是挑食的孩子也会让你大吃一惊。

烹饪怎么样呢？

与疲惫不堪的父母不同，孩子通常喜欢吃自己做的东西，而且烹饪可能是最好玩的游戏，即使是对那些不怎么玩其他游戏的孩子来说，也是如此。

大多数家长在考虑和孩子一起烹饪时，都会想到"糕点"。自制糕点不仅很麻烦，而且它的操作过程对许多孩子来说都太难了。然而，如果你选择了合适的制作内容，并给孩子提供充足的帮助，即使是孤独症幼儿也可以享受到烹饪的乐趣，做出一些不仅是他们自己，而且其他家庭成员都能吃得很开心的东西，由此而生的满足感为他们的游戏增添了一个新的意义。[①]如果孩子有兄弟姐妹，且他们也有足够的能力，这可能是一个共同参与的好活动。

例如，大多数孩子都会搅拌面团，并在上面撒上巧克力片，必要时你可

---

① 编注：对大多数中国家庭来说，烙饼会更容易一些。在《结构化教学的应用》（华夏出版社，2019）第十二章就有相关的介绍。

以提供帮助。同样是在帮助下，大多数孩子能够把馅料放在已经切成片并涂好黄油的面包上，做成三明治。许多孩子能够用电动搅拌器捣烂（或切碎）香蕉，打发奶油（如有必要，请扶住他们的手），然后把它们搅匀，或者只是拿几管现成的奶油，在蛋糕上挤螺旋形。

同样是在帮助下，用一包预拌粉制作小糖霜蛋糕，其烹饪过程真的很振奋人心：在预拌粉中加入一个鸡蛋，搅拌均匀，然后用勺子舀到准备好的纸盒里，（烘烤之后）把混合好的蜂蜜水涂抹到蛋糕表面，再加上装饰。孩子从中学到的技能有很多——打开包装，倒出面粉而不撒，一点一点地倒水，搅拌，准确地用勺子舀，涂抹，放置装饰物——当然，你以后还能够借用这些活动提升孩子在测量、计算方面的能力，甚至是熟练打蛋的技能，以及与其相关的对话能力。

多年以来，我们一直在与不同年龄、不同能力的孤独症儿童一起烹饪。我们喜欢烹饪，是因为这些活动提供了各种发展机会，也是因为经过精心组织，烹饪活动的难度可以与孩子的水平相匹配，但最重要的是孩子自己真的很喜欢。面对年龄较小或能力较弱的孩子，要想取得这种成功，格外重要的

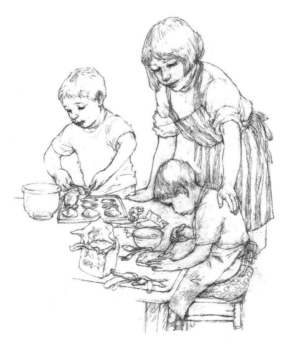

一点是为每个孩子配一个帮手。如果还有其他的孩子参与，你可能需要其他成人帮忙。孤独症儿童与许多问题在做斗争，对任何一个与他们生活在一起的人来说，看到一个多动的孤独症孩子小心翼翼地装饰好他的自制蛋糕，再慢慢地把它端到桌子上，是多高兴、多激动啊！如果你有一个互助小组，试着组织一次烹饪聚会，最终把它变成一场盛宴吧！

关于游戏的最后一些想法

在对游戏的讨论中，我们一直强调家长与孩子一起玩耍的重要性。他不需要你每时每刻都参与他的游戏，也不会每次都想让你参与，而且你也不可能把所有的注意力都给这一个孩子，但是，他确实比普通儿童更加需要有人带着他开始，需要有人帮助他向前发展。

我们想要达成的目标是遵循下列原则设计孩子的游戏，这对每个孤独症孩子来说都是一样的：

- 他能够享受这项活动的乐趣。
- 他学会较长时间地参与和合作，能坚持到获得"回报"，并因此体验到成功。
- 游戏帮助他与家长及其他人沟通。
- 他进一步发展了自己对世界的掌控感——对他来说，这个世界可能是非常混乱、难以理解的。

当我们与孩子并肩游戏时，大多数人都会得到一个巨大的好处：我们越来越善于从他的角度看问题。这比什么都重要，它能教会我们如何让游戏给他带来更有价值的回报，从而让他获得更丰富的学习体验。

This is a translation of *First Steps in Intervention with Your Child with Autism: Frameworks for Communication*.

First published in 2009 by Jessica Kingsley Publishers,
An imprint of John Murray Press
Part of Hodder & Stoughton Ltd
An Hachette company

北京市版权局著作权合同登记号：图字 01-2023-5676 号

图书在版编目（CIP）数据

孤独症儿童早期干预：从沟通开始 ／（英）菲尔·克里斯蒂（Phil Christie）等著；宋玲译. -- 北京：华夏出版社有限公司，2025. -- ISBN 978-7-5222-0748-3

Ⅰ．R749.940.9

中国国家版本馆 CIP 数据核字第 2024VB9652 号

孤独症儿童早期干预：从沟通开始

作　　者	［英］菲尔·克里斯蒂　　［英］伊丽莎白·纽森
	［英］温迪·普雷韦泽　　［英］苏茜·钱德勒
译　　者	宋　玲
责任编辑	刘　娲　李傲男
出版发行	华夏出版社有限公司
经　　销	新华书店
印　　装	三河市少明印务有限公司
版　　次	2025 年 3 月北京第 1 版　　2025 年 3 月北京第 1 次印刷
开　　本	710×1000　　1/16 开
印　　张	9.75
字　　数	120 千字
定　　价	49.00 元

华夏出版社有限公司　　地址：北京市东直门外香河园北里 4 号　　邮编：100028
网址：www.hxph.com.cn　　电话：（010）64663331（转）
若发现本版图书有印装质量问题，请与我社营销中心联系调换。